頭痛・肩こり・不眠が消える！

抜かずに治す「歯並び」

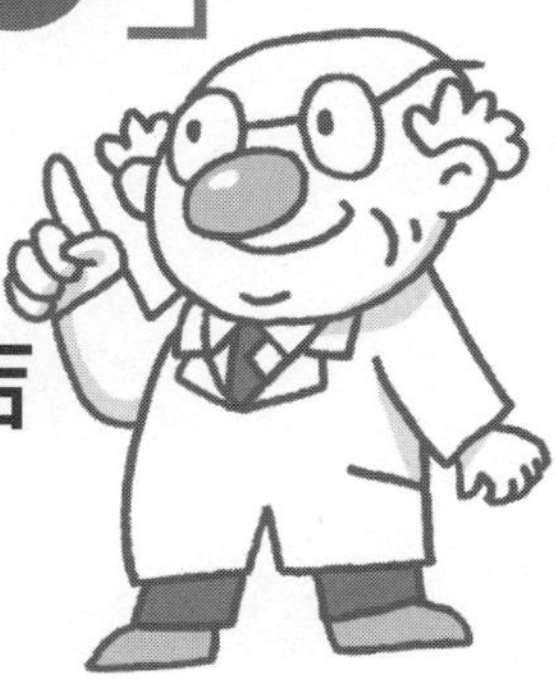

歯学博士 岸本雅吉

現代書林

はじめに

本書は、歯並びと体調との関係を、私のできる範囲で解き明かした本です。

頭痛や肩こり、不眠、腰痛、生理痛といった原因不明の症状に苦しんでおられる方は、改めてご自分の歯と歯並びに目を向けてください。悪い歯並びやかみ合わせを治してご自身の本来の歯並びを取り戻すことは、健康を取り戻すことでもあるのです。

私の治療の一つの特徴は、歯並びを悪くする根本原因である、奥歯の傾きを治すことです。詳しくは本文で述べますが、こうして歯並びを本来のあるべき形に戻すと、さまざまな体の不調が改善してきます。これは歯が臓器であり、生命の入り口で全身の健康を維持しているからです。お口の中の小さな歯は、まさに健康を維持し、運気を上昇させる宝石なのです。それを、この25年間の数えきれない事例が、私に教えてくれました。

歯は、みなさんが考えている以上に、全身の健康に深く関わっています。

歯並びを治すと、肩こりや頭痛や不眠といった、歯とは一見関係もなさそうな症状が軽くなって、患者さんはとてもラクになります。そのとき初めて患者さんは、歯並びと健康の関係を知ります。

矯正歯科を訪れる患者さんの多くは、歯並びを気にして来院されます。それは見た目を良くしたいということで、キレイになることが目的です。しかし本来歯科医師が考えなければいけない「歯並びの矯正」とは、不正咬合（悪いかみ合わせ）を、外科的処置をともなわずに本来の健康な位置に戻すことです。キレイを目的にして歯並びを治すのか、不正咬合の改善を目的に歯並びを治すのかでは、治療方針はまったく違ってくるのです。

キレイだけを目的にする治療なら、簡単です。しかしそれでは、短期的にも長期的にも健康を害する可能性が高くなります。いっぽうかみ合わせを重視して治療すれば、かむ機能が改善してより健康になり、結果として歯並びもキレイになります。

なにごともそうですが、手を抜かずに手順よく、原理原則に基づいて対処すれば、必ず結果がついてきます。それが、「健康な歯を1本も抜かないこと」であり、「歯並びがキレイになる」ことなのです。さらに、元気にもなります。

私は1998年に、私の初めての著書となる『抜かずに治す歯並び』を出版しました。当時、歯の矯正治療は健康な第一小臼歯を4本抜くのが一般的でしたから、その常識を覆した私の治療は、大きな波紋を呼びました。

患者さんには、もちろん大変喜ばれました。しかしいっぽうで、学会等からはさまざまなバッシングを受けました。

あれから一貫して、私は健康な歯を抜かない矯正治療を提唱し続けてきました。そして25年以上たったいま、私と同じような考え方で歯の矯正治療をされている先生方が増えて、健康な歯を抜かない矯正治療はようやく市民権を得た感があります。

しかしいまでもなお、多くの矯正歯科医院では健康な歯を抜く、削るといった治療を行っており、さらに見た目だけを重視した審美矯正歯科（美容矯正歯科）も、25年前とは比較にならないほど増えました。

じつは、著書のタイトルである『抜かずに治す歯並び』とは、歯を抜かない治療だけのことではありません。手を抜かない治療のことでもあるのです。

私がしている治療は、歯並びを悪くする原因を取り除き、その人のお口の状態にいちばん合った歯並びにする治療です。手を抜かずに、一人ひとりのお口の状態をしっかり調べ、その人の生体に最も合った歯並びに戻すと、じつは健康な歯は1本も抜かずにすむのです。

つまり歯を抜かないことは結果であって、妥協しない治療をすれば、結果として健康な歯を抜かずにすむのです。それを知っていただくためにつけた、本のタイトルでした。

しかしいまだに、便宜的で簡略化した矯正治療があまりにも多く行われており、患者さんの健康が損なわれているケースが少なくありません。

本書によって、頭痛や肩こり、不眠のほかさまざまな原因不明の症状に悩んでいる方の一助になれば幸いです。

※生命には、まれな例外はつきものです。本書ではわかりやすさを優先するために、ごく少数の例外があることを含めてお話しさせていただきます。

はじめに……3

第1章 あなたの不調の原因は歯にあった！

歯並びを治して体調が改善した人が続出！……14
原因がわからない不調が増えている……16
かめなくなっている現代人……20
人類は退化しているのか……22
その不調は体からのありがたいサイン……25
歯並びが悪いとかみ合わせも悪くなる……27

かみ合わせのかなめは顎関節と筋肉……30
顎関節は三叉神経に支配されている……33
顎の動きは脳神経にも作用する……35
顎関節の異常から不定愁訴は始まる……41
顎関節のゆがみは姿勢に現れる……45
かみ合わせのズレは認知症や脳梗塞のリスクを高める……49
悪いかみ合わせが招く不眠……51
コラム　スプリント療法について……52
歯を処置するほど不調はひどくなる……53
コラム　歯ぎしりは胃酸の逆流を防ぐため？……54
見た目重視の矯正治療が不調をひどくする……56
あなたの歯並びは大丈夫か……58

第2章 歯並びを治すとなぜ不調が改善するのか

矯正治療とは悪いかみ合わせを本来の位置に戻す治療……62
奥歯が歯並びを悪くする……65
形態を戻せば機能もコントロールできる……70
コラム 星状神経節ブロック療法とは……73
歯は高さが大事。削ると体調に影響する……74
コラム スポール選手は受け口がいい!?……76
お口から不眠を治す……77
歯を治しても治らない不定愁訴がある……80
東洋医学(鍼灸治療)を学んでわかったこと……83
コラム YNSA頭鍼療法(山元式新頭鍼療法)について……85

東洋医学でも歯は健康のかなめ……86
お口の汚れが腸を汚す……88
お口の中の菌を減らす特別のうがい水（次亜塩素酸水）……91
コラム 歯をみがいてもなぜ虫歯になるのか……96
筋肉のバランスを整えるストレッチボード……97
コラム 自分でかみ合わせを調整する……99

第3章 健康な歯を抜かない、再発しにくい矯正治療

矯正治療はメスを使わない内科的治療……102
従来の健康な小臼歯を抜く治療は………103
小臼歯の大事な役割……106
再発する原因を探っていくと……108

佐藤理論との出会い……110
健康な歯を抜かない、再発しにくい矯正治療を目指したい……111
「歯を守ること」と「健康づくり」……113
コラム 体を温め、治療中と治療後の歯並びを維持……116
より良い歯の治療は人生を変える……118
コラム メタトロン検査について……120

第4章 歯並びを治してキレイになり、体調も良くなった患者さんたちの症例

K・Nさん 顔のゆがみが改善し、肩こりもなくなった……122
S・Nさん 肩こりや口の渇きが消え、体調が良くなった……124
K・Fさん 花粉症が治り、肩こりも改善した……126
K・Kさん 発音がラクになり、肩こりも改善……128

A.Kさん 顔の印象が良くなり、頭痛・肩こりも改善……130
M.Sさん 偏頭痛が改善し、顔の表情も変わった……132
T.Hさん 頭痛・鼻づまりが改善、寝つきも良くなった……134
Y.Kさん 耳鳴り、めまいが改善してとてもラクになった……136
M.Eさん 頭痛が減り、一重まぶたが二重まぶたに……138
N.Tさん 治らないと言われた頭痛が、すっかりなくなった……140
T.Fさん 偏頭痛が軽くなり、体調が改善した……142
T.Oさん 頭痛が良くなり、目もパッチリ二重に……144
A.Sさん しっかりかめる歯並びになり、体調も良くなった……146
Y.Fさん 精神的にもポジティブになり、活動の場が広がった……148
D.Tさん 夜間の呼吸困難発作や睡眠障害がなくなった……150
M.Hさん 呼吸がラクになり、睡眠も十分取れるようになった……152
おわりに……154

第1章

あなたの不調の原因は歯にあった!

歯並びを治して体調が改善した人が続出！

歯並びを矯正したら、体がラクになった。不調がなくなった。その後、人生が花開いた。矯正歯科を開業した当初、患者さんのそんな声をよく聞くようになりました。

そこで私は、治療が終了した患者さんに、治療に対する感想を聞きながら、アンケートを書いてもらうことにしました。すると、私が思っていた以上に、多くの人がさまざまな不調に悩まされており、それが歯並びの改善にともなって消えていることがわかったのです。

私の手元には、開業以来25年にわたって治療してきた患者さんのアンケートが、分厚いファイルに何冊も残されています。その中から一例、最近の患者さんの症例をご紹介します。

Hさんは地方から来院された30代の女性です。受け口気味だったのを気にされており、当院で矯正治療を行いました。その治療の途中から、「鼻の通りが良くなりました」「呼吸がしやすくなって、とてもラクです」などと、来院されるたびに、私たちに感謝の言葉をかけてくれるようになりました。

治療が終わってお話を聞いたとき、Hさんはこのようにおっしゃっていました。「以前から首や肩がこって眠りも浅く、すごく調子が悪かったのに、いまはとってもラクになりました。歯並びを治してこんなに体がラクになるなんて、思ってもいませんでした」

このHさんの言葉は、多くの患者さんの言葉に重なります。ほとんどの患者さんが、「まさか歯並びを治してこんなに体調が良くなるなんて……」とおっしゃるのです。

Hさんは表情も、最初の頃に比べると別人のように変わりました。初診に来られたときは、目元がとろんとして生気がなく、なんとなく寂しげな様子でした。ところがいまは、目に光が宿り、顔立ちもくっきりして快活な印象を受けます。これがHさんの本当の姿なのだと、改めて思ったものです。

アンケートをひもとくと、多くの患者さんに何かしらの体調不良が見られ、その7～8割の方は、矯正治療後、体調が良くなったと答えています。

多いのは、頭痛、肩こり、首の痛み、不眠が改善したという声です。ほかにも、手足のしびれがなくなった、めまいや耳鳴りが改善した、生理不順や生理痛がラクになった、イライラしなくなった、考え方がポジティブになったという人もいます。

もちろん、口元が変わりますから、見た目もずいぶん変わります。どの患者さんもほぼ例外なく、治療前より顔立ちがはっきりし、表情が明るくなります。

とはいえ、歯並びを治せばすべての症状が良くなるわけではありません。あくまで歯に由来する症状が改善するということです。歯並びを治しても良くならないようなら、ほかの病気が隠れている可能性がありますが、少なくとも歯から来る症状がなくなるだけで、ずいぶん体はラクになります。

原因がわからない不調が増えている

最近、原因不明の不調を訴える人が増えているようです。当院に来られる患者さんも、

「いくら寝ても疲れが取れない」「肩がこってしょうがない」「眠れなくて困っている」「頭痛が持病です」……などとおっしゃる方が大勢おられます。

いまは、かみ合わせが体調不良の原因になることが割合広く知られるようになったので、初めからかみ合わせを疑って来られる方もいれば、こちらからお聞きして初めて、「そういえば……」と気づく方もいます。また、不調に悩まされていても、その原因が歯並びやかみ合わせにあるとは思っていない方もいます。

しかし共通しているのは、こうした体調不良のほとんどは、病院で検査を受けても原因がわからないことです。原因がわからないから、気のせいとか歳のせいと言われたり、女性の方なら（早期）更年期障害と言われたりします。

なかには、自律神経失調症と診断されて精神安定剤や睡眠剤が処方される方、うつ病の疑いから、抗うつ剤が出される方もいます。しかし結局、薬を飲んでもよくなりません。それどころか、ほんとうにうつ病になってしまう人もいます。

このように、実際に症状があるのに、病院に行っても客観的な病気の原因が見つからない症状を、「不定愁訴」といいます。

なぜ、原因不明の不調が増えているのか、専門家がそれぞれの立場で理由を推察しています。しかし、歯科医師の立場から言うと、歯並び・かみ合わせの問題を無視することはできません。それは、私自身がこの目で、治療後の患者さんの変化を見ているからです。

歯並びと体調の関係は、まだ理論的に解明されているわけではありませんが、確実に言えることは、生活習慣の乱れによって体調が悪くなっている人が増えている、ということです。

生活習慣の中でも、ウェイトが大きいのは食生活です。食生活が変わって、いまの人はあまりものをかまずに食べるようになりました。かまなくなれば、歯並びやかみ合わせが変わり、口の機能が落ちていきます。それが全身の機能低下につながっていると考えられるのです。

口から始まる消化管は、体の中で最も重要な臓器です。原始の生物は「腔腸動物」といって、口と腸しかありませんでした。口から入ったものを消化し、排泄することが、生きる基本だったのです。

脳ができたのはそのずっとあとですから、脳の中心部には口腔の原始的な機能がたくさん残っていると考えられます。ですから、口腔に何らかの異常があると、脳にもその影響が現れるのです。

たとえば、脳には口や顎の動きを支配している脳神経があります。かまなくなって口の中の形態が崩れると、その影響が脳神経に及び、脳神経のバランスを崩すこともあります。すると、その脳神経が支配しているいろいろなところに症状が出てくるおそれがあるのです。

歯と脳の関係でわかりやすいのは、歯の痛みでしょう。歯が痛くなると、必ずといっていいほど頭が痛くなります。しかし、目や鼻が痛くなったり、腎臓や肝臓などほかの臓器が悪くなっても、直接的に頭が痛くなることはありません。歯は、それだけ脳の機能に直結しているのです。

昔から、「歯は万病のもと」と言います。現代のように医学が発達していなかった時代は、虫歯の多い人、歯が欠けている人、歯並びが悪い人は、元気がなかったり、何かしら病気を持っていました。現代でもそれは変わらず、原因不明の不調は歯に起因している可能性が高いのです。

かめなくなっている現代人

最近私が危惧しているのは、人間が歯を使わなくなっていることです。子どもたちはゲームに熱中し、友だち同士でいてもほとんど会話がありません。大人になっても、会話はメールやラインですませ、社内や学校の中で顔を合わせても直接話をすることが少なくなっています。

しゃべらないということは、顎や歯や舌、口の筋肉など、口腔内の機能を使わないことです。使わなければ機能は低下し、口の中の形態も変わってきます。

しゃべらないだけではありません。先ほども書いたように、いまの人たちは食べものをかまなくなっています。「一口30回かみなさい」と指導されるのは、ふだんよくものをかんでいないからです。ふだんかんでいない人が一口に30回もかむのは大変で、たいていは長続きしません。

図1　進化的に見た顎の骨格の変化

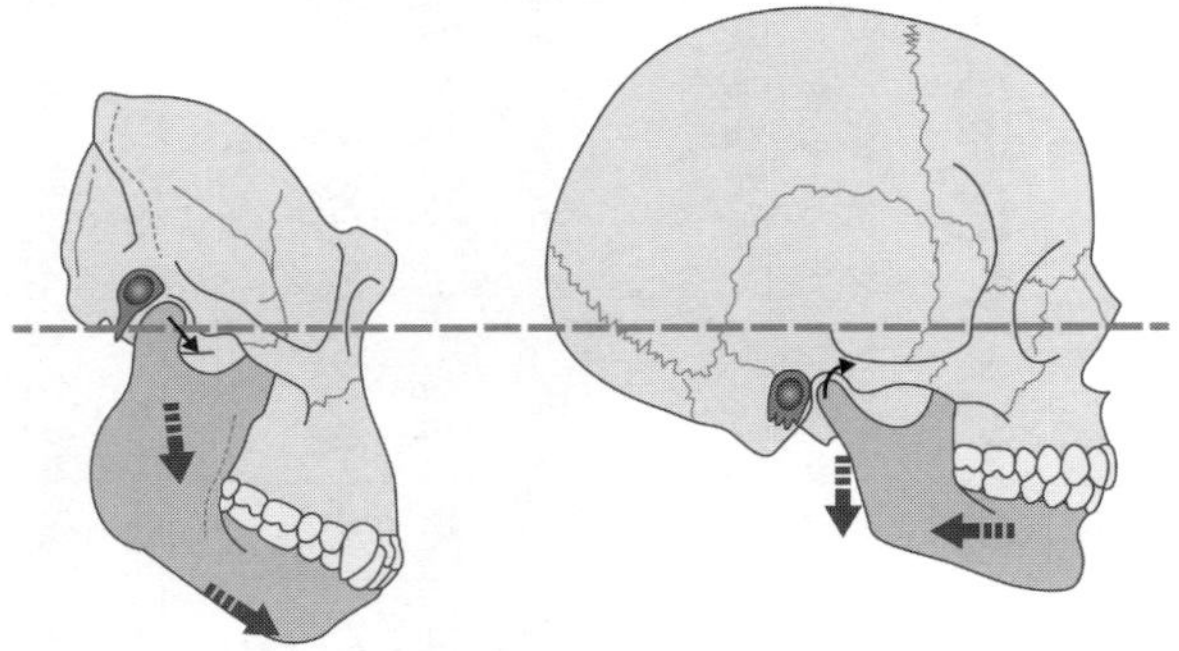

霊長類（左図）の咬合を観察すると、小臼歯、大臼歯、さらに大きな犬歯がしっかりとはまり合っている。それに対し、進化したヒト（右図）では、顎関節の骨突起が退化して消失、かみ合わせは平坦、犬歯は歯列内に取り込まれ、下顎歯列は上顎歯列の内側に入り込み、下顎を前方位に保持しにくくさせている。

こうしてかまない、しゃべらない生活をしていると、歯並びはどんどん悪くなっていきます。

そもそも人間がかまなくなったのは、火を使い、調理をするようになってからです。縄文時代の人たちは、肉や木の実をそのまま、何回も何回もかんで、かみ砕いて食べていました。ですから顎が発達して大きくなり、そこに親知らずまで含めて32本の歯がしっかり並ぶ、広い咬合平面《こうごうへいめん》（上下の歯がかみ合う面）を持っていました。

ところが、火を使うことを覚え、穀類や根菜類、肉などを調理するようになると、そんなにしっかりかまなくても食べられるようになります。そのため、顎が成長せず、だんだん細く、小さくなりました。そこに昔と同じように32本の歯が生えてくるのですから、当然歯が全部並びきれなくなってきます。

食べものが柔らかくなる傾向は時代とともに進み、いまや子どもたちの好きな食べものは、かまなくても食べられるものばかりです。カレーライスもハンバーグもラーメンも、2~3回かめば飲み込めます。顎はさらに小さくなり、そういう小さい顎に、32本の歯が生えてくるのです。当然、歯は重なったり倒れたり、歯列から外れるようになります。

かまなくなり、しゃべらなくなった現代人は、ますますかめなくなり、発音もうまくできなくなっています。その裏で起きているのが、体の中のアンバランスであり、さまざまな不定愁訴です。

人類は退化しているのか

かまない、しゃべらないことからもわかるように、私たちは人類に与えられた機能を少しずつ手放して、本来の人間のあり方から逸脱してきているのではないでしょうか。最近、私はそんな気がしてなりません。

世の中は便利になりました。自動車や電車や新幹線、さらに飛行機という空を飛ぶ物体まで発明され、人間はどこにでも自由に移動できるようになりました。昔は子どもたちが片道30分、1時間かけて、歩いて学校に通う姿がふつうに見られたものですが、いまやそんな光景を見ることはありません。遠ければバスや電車を使いますし、親が自家用車で送っていく家庭もあります。地方に行くと車が足がわりで、歩いて10分のところでも車で移動する人がいます。

歩かなければ、当然、足腰が弱り、筋力が落ちていきます。人間を含めて動物は、重力という負荷の中で立ったり歩いたり走ったりしています。そうやって動物としての機能を高めて発達・発展してきました。しかし、いつのまにか歩かなくなり、体を動かさなくなって、その発達・発展が止まってしまったのです。

体は、筋肉も臓器も、使わなくなれば機能が落ちます。これを、医学用語で「廃用性萎《はいようせいい》縮《しゅく》」とか「廃用症候群《はいようしょうこうぐん》」と言います。

お年寄りが入院するとすぐに歩けなくなってしまうのは、ベッドに何日も寝ていて下半身を使わず、筋肉や骨や靭帯が弱ってしまうからです。

文明が発達し、それによって多くの便利な生活がもたらされました。しかし便利な生活を別の言葉に言い変えると、それは「横着な生活」であり、人間が人間に備わった機能を使わなくなった生活です。

食事が柔らかくなって顎や歯を使わなくなれば、咀嚼《そしゃく》の機能が落ちて、胃腸の消化力が低下します。また、テレビを見たり本を読むようになって、遠くまで見える視力を失いました。便利な生活の中では、嗅覚や聴力も落ちているでしょう。これから車を自動運転できるようになれば、注意力や集中力も低下するかもしれません。

人類は文明の発達とともに進化するのではなく、逆に退化している面もあるのです。そのいちばんわかりやすい形として現れているのが、顎や歯ではないでしょうか。

その不調は体からのありがたいサイン

一般に形態が崩れると、機能も崩れてきます。たとえば、自動車のタイヤが三角や四角になったら、どうでしょう。走りにくくなり、スピードも出ません。ものごとには、それに合った機能と形態があり、形態が崩れると機能も落ちていきます。

歯も同じように、使わなくなって形態が崩れると、機能が崩れていきます。その結果現れるのが、さまざまな不定愁訴です。歯並びが悪くなってかみ合わせが狂うと、筋肉や骨や全身のバランスが崩れてきます。すると、思わぬところにいろいろな症状が出てくるのです。

しかしそれは、体からのありがたいサインです。

ケガをして出血すれば、原因はケガをしたときの傷だとすぐにわかります。その傷を手当すれば、出血は止まり、傷もそのうち治ります。

ところが、不定愁訴の原因は、どこにあるのかわかりません。目には見えませんが、必ずどこかに、症状を引き起こす原因があるはずです。そういうことを知らせているのが、肩こりや頭痛や不眠といった不調なのです。

人間が、人間としての体のバランスを保っていれば、体はきちんと機能して、不定愁訴のような症状は起きないはずです。しかし、体のバランスを崩すような生活を送っていると、どこかにひずみが生じてきます。そのひずみがたまれば、何かしら症状が出てきます。それを知らせているのが、体に現れた不定愁訴なのです。悪い歯並びや不定愁訴は、これまでの生きざまや生活習慣を見直せという、ありがたい警告でもあるのです。

頭痛や肩こりや不眠などの不定愁訴があったら、少し立ち止まって、自分の生活を振り返ってみるのもいいことです。その症状は、生活習慣の過ちを教えてくれているのですから、姿勢に気をつけたり、よくかんで食べたり、硬いものを積極的に食べるなど、ささいなことから変えていくと、体も変わってきます。

歯並びが悪いとかみ合わせも悪くなる

話が少し広がってしまったので、少し私の専門分野である歯にフォーカスしてお話ししましょう。

一般に良いかみ合わせとは、上下、左右の歯が均等に並んでいて、顎の関節やかむ筋肉に負担がかからないかみ合わせをいいます。しかし、歯の発育と顎の骨の成長がアンバランスだと、歯並びが悪くなります。

健康に成長している子どもなら、歯の発育カーブと顎の骨の成長カーブはだいたい決まっており、顎の骨が先に大きくなってから、最後の奥歯（第二大臼歯、第三大臼歯）が生えてきます。ところが顎の成長が遅れると、顎が大きくなる前に最後の奥歯が生えるので、スペースが足りなくて曲がったりねじれたりして生えてきます。顎は奥のほうに成長しますから、奥のスペースがなくなると、まず奥歯が影響を受け、それが前歯に波及していきます。

しかし、歯並びの悪い人が全員、かみ合わせが悪いわけではありません。歯並びが悪くても、かみ合わせに問題がない人もいます。反対に、かみ合わせに問題があっても、歯並びがきれいな人もいます。

つまり、歯並びイコールかみ合わせではない、ということです。

人間には自己調整力があり、歯並びが多少ガタガタしていても、自分でその歯並びに合った筋肉や顎の使い方をして、かみ合わせを調整します。ですから、悪い歯並びがすぐにかみ合わせに影響することはないのです。

極端なことを言えば、多少歯並びがガタガタしていたり、出っ歯や受け口でも、それがその人に合っていて。食べたり話したりするのに支障がなく、体調不良も感じていないようなら、問題はありません。生体には許容範囲があり、その許容範囲の中で調和が取れていれば、多少歯並びが乱れていても、その人にとって正常なのです。

しかし、悪い歯並びに合わせた筋肉の使い方を長年するうちに許容範囲を超えてしまうと、かみ合わせが悪くなり、いろいろな不調が出るようになります。

図2　乳歯と永久歯の萌出時期

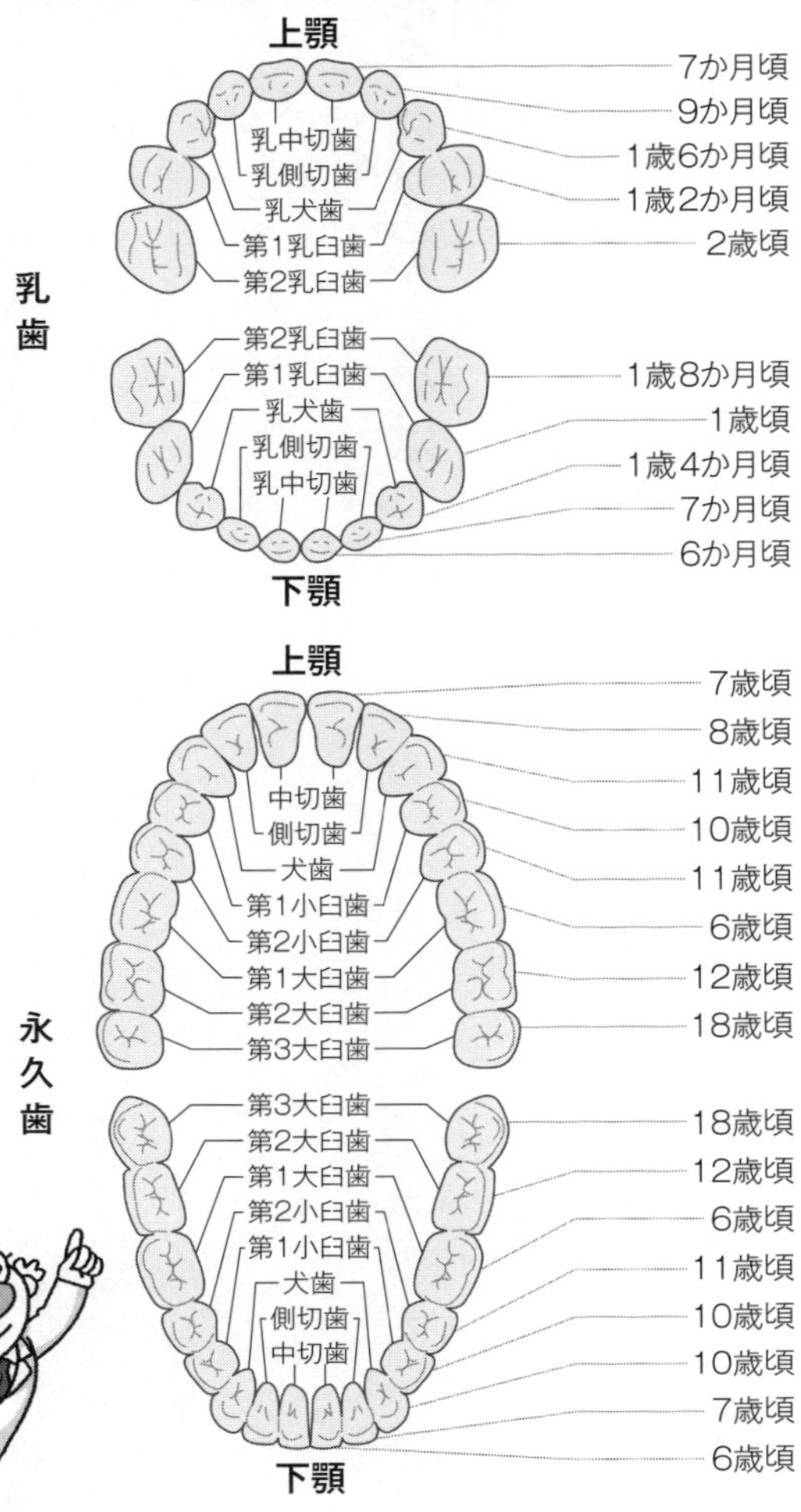

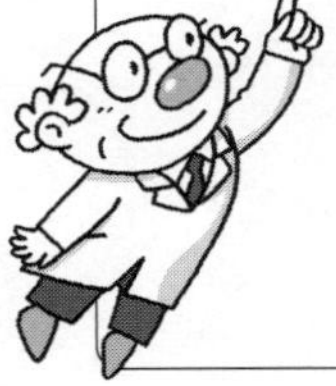

また、歯並びが良いように見えても、じつはかみ合わせが悪いということもあります。あとで書くように、前歯はきれいでも奥歯に問題があれば、かみ合わせは悪くなります。

とはいえ、見た目にもはっきりわかるくらい歯並びが悪いと、ほぼ100パーセント、かみ合わせに問題を抱えていると考えていいでしょう。このかみ合わせの悪い状態を、専門用語で「不正咬合」といいます。

かみ合わせのかなめは顎関節と筋肉

かみ合わせが悪いと、最初にその影響を受けるのが顎関節《がくかんせつ》です。顎関節は側頭骨《そくとうこつ》と下顎《かがく》骨《こつ》をつないでいる関節で、側頭骨のくぼみ（関節窩《かんせつか》）に下顎骨の頭（下顎頭《かがくとう》）が入り込んでいます。下顎頭が関節窩の中を回転しながら前後に動くことによって顎が開閉し、咀嚼や会話ができるようになります。

顎関節は、体にある関節の中でも特殊な関節で、ほかの関節にない特徴を持っていま

図3　顎関節のしくみ

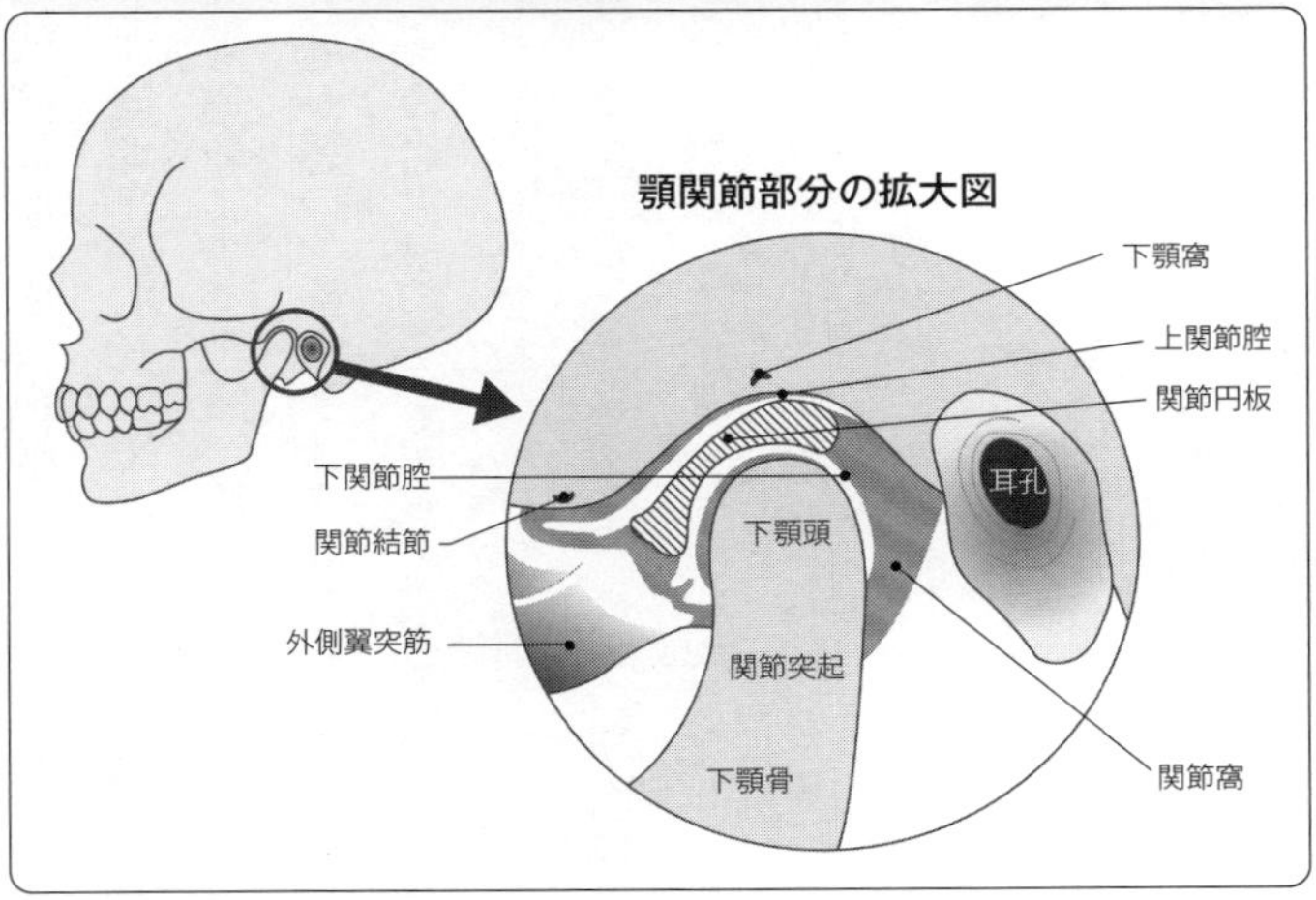

す。それは、左右の関節が同時に動き、かつ、上下、左右、前後という三次元の動きをすることです。これは、肩やひざやひじの関節にはない、非常に複雑な動きです。

顎関節は、そんな複雑な動きをしながら、口を開けたり閉じたりするたびに、毎日何千回、何万回と動いています。それなのに簡単に壊れることがないのは、顎関節がテコの原理で動いているからです。

しかし、かみ合わせが悪くなると、顎を動かす筋肉がうまく動かなくなってテコの支点である顎関節に過剰な負担がかかり、顎関節がうまく機能しなくなってきます。これが、「顎関節症《がくかんせつしょう》」です。

顎関節にかかる負担は、かみ合わせの異常の程度によります。かみ合わせの機能を測るスケールが1から10まであるとしたら、1に近いのか10に近いのかで顎関節症にかかるリスクも違います。当然、10に近いほうがリスクは高くなりますし、前歯よりも奥歯のかみ合わせが悪いとそのリスクはさらに高くなります。奥歯は顎関節に近いので、顎関節は奥歯のかみ合わせの影響を強く受けるのです。

しかし、かみ合わせだけが原因ではありません。筋肉のバランスが崩れても、顎関節症になります。たとえばふくらはぎの筋肉にこわばりがあって、股関節に痛みがあると、自律神経が緊張して全身の筋肉が硬くなり、バランスが悪くなります。その影響を受けて顎の筋肉も硬くなり、顎関節に負担をかけるようになります。これを、「上行性《じょうこうせい》の顎関節症」といいます。

原因はどちらにせよ、あるいは両方にせよ、顎関節のテコが狂って顎関節症になると、「口が十分に開かない」「口を開けたり閉じたりするときに、カクカクとかコキッという音（クリック音）がする」「ものを食べると顎や筋肉が痛い」といった症状が出ます。この開口障害《かいこうしょうがい》、顎関節のクリック音、顎関節痛を顎関節症の三大症状と言います。

顎関節は三叉神経に支配されている

このように顎関節症は、顎の痛みと運動障害が同時に出ます。これは、顎関節周辺にある筋肉が三叉神経《さんさしんけい》の支配を受けているからです。

三叉神経は脳神経の第V神経で、眼神経《がんしんけい》、上顎神経《じょうがくしんけい》、下顎神経《かがくしんけい》の三枝に分かれることから三叉神経と言います。これは歯や顔の感覚を脳に伝える神経で、顔面に激しい痛みが出る顔面神経痛は、三叉神経痛のことです。

同時に、三叉神経は顎（歯）を動かす運動神経でもあります。

つまり、三叉神経は感覚神経でありながら、筋肉の動きを支配する運動神経でもあるのです。顎の周囲では、咬筋《こうきん》、側頭筋、外側翼突筋《がいそくよくとつきん》、内側翼突筋《ないそくよくとつきん》という顎を開閉する筋肉が三叉神経に支配されています。

通常、運動神経と感覚神経は別の神経が支配しますから、こういう神経は珍しいといえ

図4　脳神経核（三叉神経核が最も大きい）

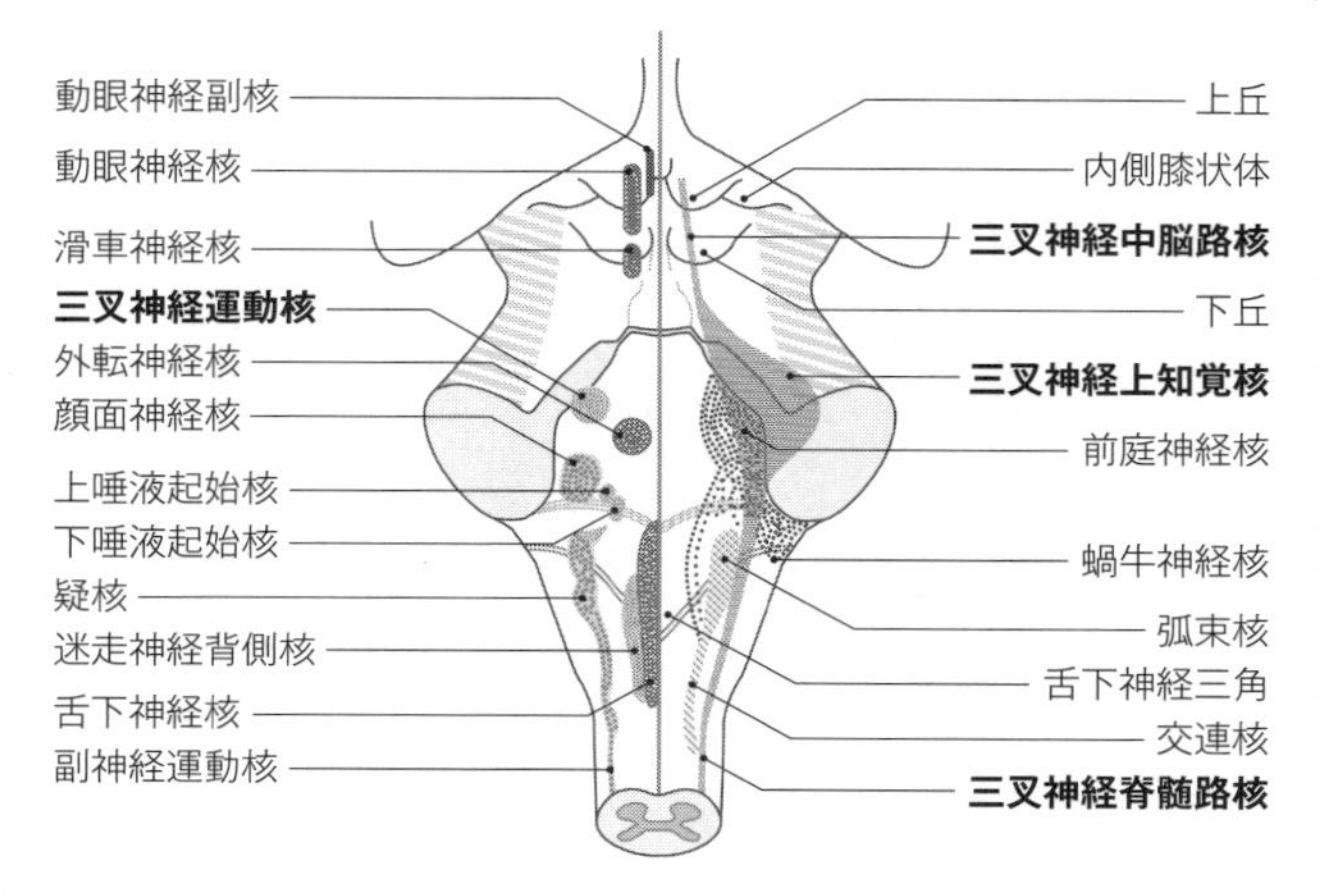

図5　三叉神経が支配する顎周囲の筋肉

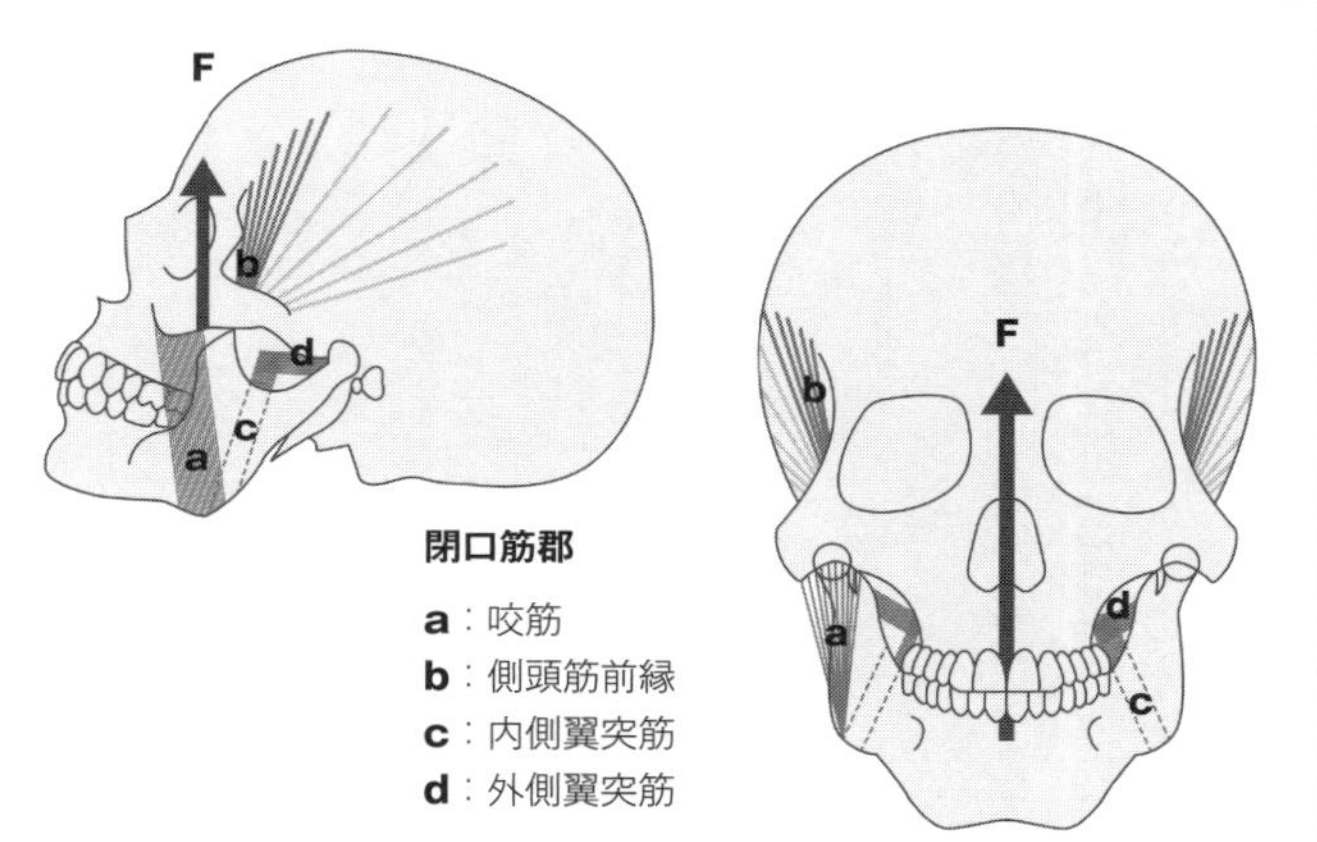

るでしょう。顎関節がずれると、三叉神経に影響して歯が異常を感じたり、顎や筋肉が痛くなるのと同時に、顎の開閉も困難になってくるのです。

つまり、歯の感覚が運動を、運動が歯の感覚を支配するのです。歯が痛くてうまくかめないと、三叉神経運動野も異常になり、神経筋異常を起こして顎関節症になり、不定愁訴が増えるのです。

顎の動きは脳神経にも作用する

顎関節が三叉神経に支配されていることからもわかるように、歯や顎関節は脳神経と深い関係があります。それは、頭蓋骨を裏から見るとよくわかります。

顎関節は頭骸骨の側頭骨《そくとうこつ》とつながっています。側頭骨を裏から見ると、たくさんの孔《あな》があいており、そこを神経・血管類が通っています。もし、顎や歯の不正な動きでここにつねにいやな刺激がかかっていたら、側頭骨がゆがみ、そこにあいている孔もひずんできま

図6　頭蓋骨

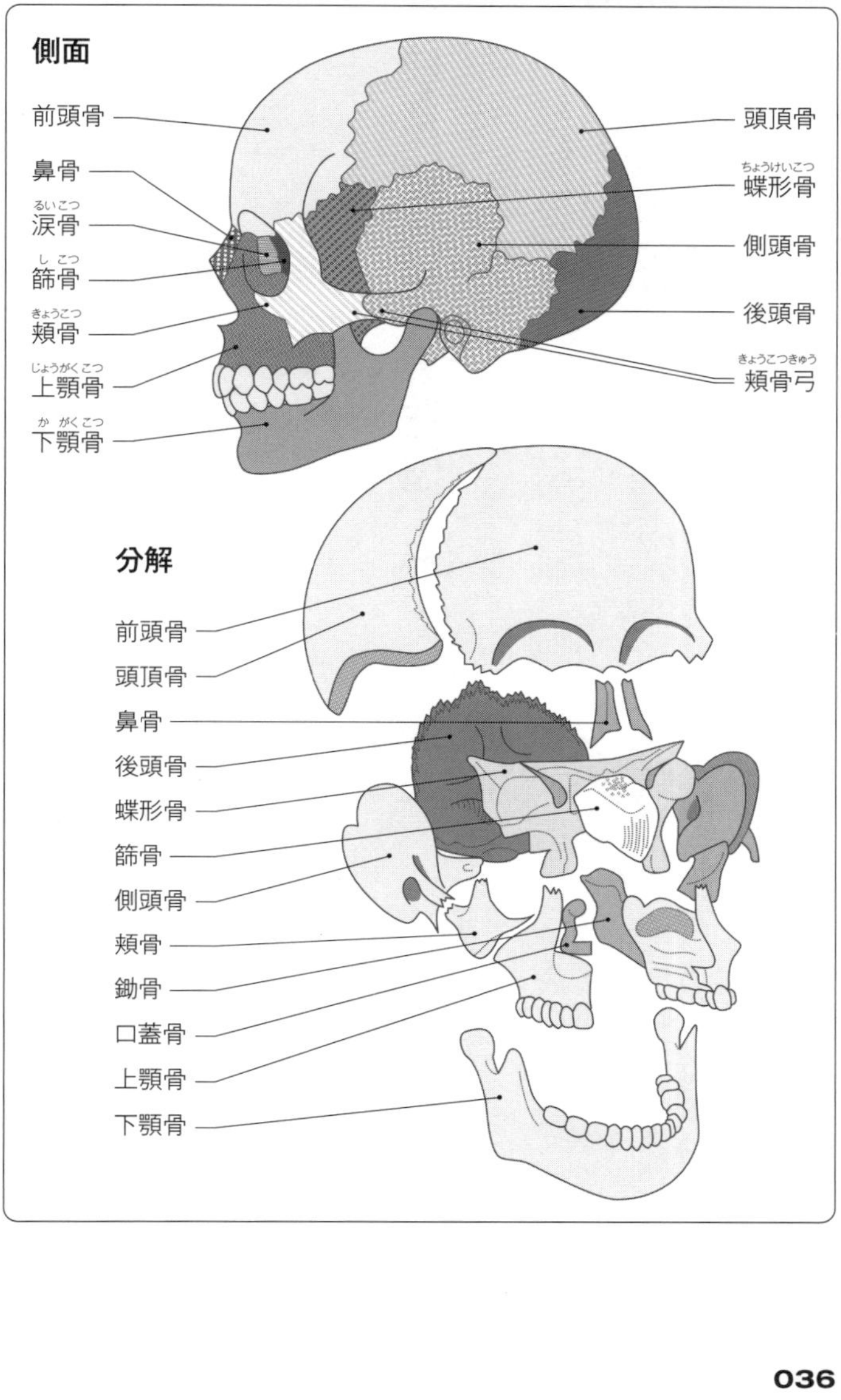
側面
前頭骨
鼻骨
涙骨《るいこつ》
篩骨《しこつ》
頬骨《きょうこつ》
上顎骨《じょうがくこつ》
下顎骨《かがくこつ》
頭頂骨
蝶形骨《ちょうけいこつ》
側頭骨
後頭骨
頬骨弓《きょうこつきゅう》
分解
前頭骨
頭頂骨
鼻骨
後頭骨
蝶形骨
篩骨
側頭骨
頬骨
鋤骨
口蓋骨
上顎骨
下顎骨

す。当然、そこを通る神経や血管が圧迫される怖れがあります。

また、脳神経も影響を受けます。

脳神経は、第Ⅰから第Ⅻまで、左右に12対あります。順に言うと、第Ⅰ・嗅神経、第Ⅱ・視神経、第Ⅲ・動眼神経、第Ⅳ・滑車《かっしゃ》神経、第Ⅴ・三叉《さんさ》神経、第Ⅵ・外転神経、第Ⅶ・顔面神経、第Ⅷ・内耳神経、第Ⅸ・舌咽《ぜついん》神経、第Ⅹ・迷走《めいそう》神経、第Ⅺ・副神経、第Ⅻ・舌下《ぜっか》神経です。

これらの神経は、耳や目や鼻、口など、おもに頭部にある器官の働きを支配しています。このうち味覚や嚥下《えんげ》、咀嚼《そしゃく》など、口や歯に関係する神経は、三叉神経、舌咽神経、舌下神経、迷走神経、顔面神経と、5つもあるのです。これは目に次いで多い数です。

たとえば、咀嚼には三叉神経と唇を動かす顔面神経、かむときには舌下神経、嚥下（ものを飲み下す動作）には舌咽神経と迷走神経が関わっています。

顎関節がズレていると、咀嚼・嚥下のたびにこれらの神経が影響を受け、異常をきたすようになります。たとえば、舌咽神経が異常を起こせば、頚動脈洞《けいどうみゃくどう》や小帯《しょうたい》（舌の裏や粘膜についているヒダ）に問題が起こり、呼吸がしにくくなったり、血圧が上がりやすくな

図7　頭蓋底と脳神経・脳血管が頭蓋外へ出る通路

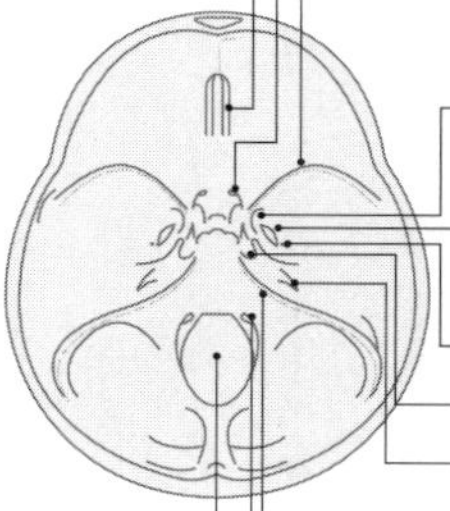

孔・管	頭蓋窩	通過するもの
篩板	前頭蓋窩	嗅神経（Ⅰ）
視神経管	前頭蓋窩	視神経（Ⅱ） 眼動脈
上眼窩裂	中頭蓋窩	動眼神経（Ⅲ） 滑車神経（Ⅳ） 三叉神経第1枝（V_1） （眼神経） 外転神経（Ⅵ） 上眼静脈
正円孔	中頭蓋窩	三叉神経第2枝（V_2） （上顎神経）
卵円孔	中頭蓋窩	三叉神経第3枝（V_3） （下顎神経）
棘孔	中頭蓋窩	中硬膜動脈・静脈
破裂孔	中頭蓋窩	頚動脈・交感神経
内耳孔	後頭蓋窩	顔面神経（Ⅶ） 聴神経（Ⅷ）
頚動脈孔	後頭蓋窩	迷走神経（Ⅹ） 舌咽神経（Ⅸ） 副神経（Ⅺ） 内頚静脈
舌下神経管	後頭蓋窩	舌下神経（Ⅻ）
大後頭孔	後頭蓋窩	延髄が脊髄に移行 椎骨動脈

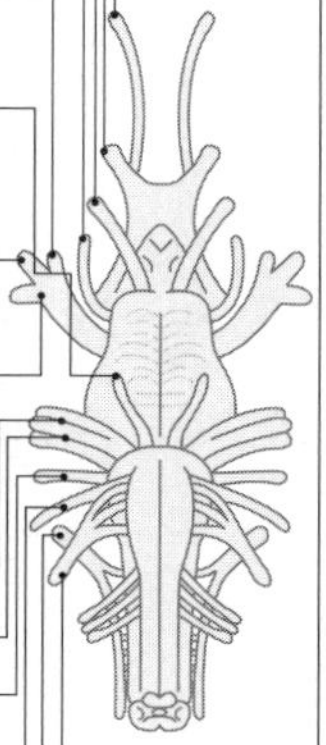

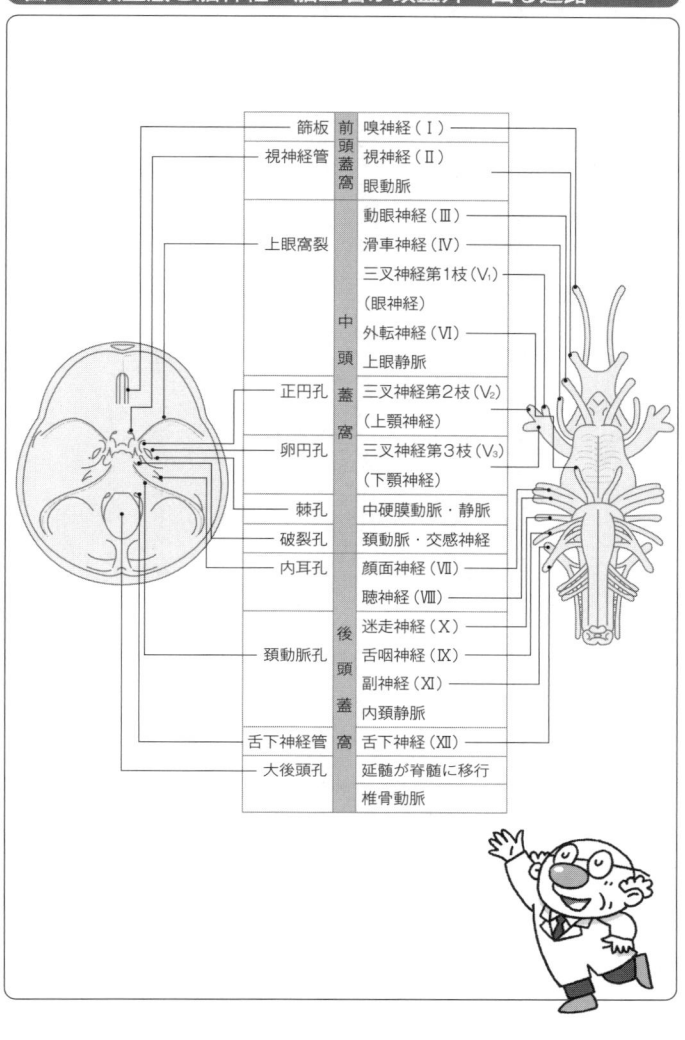

図8　脳神経

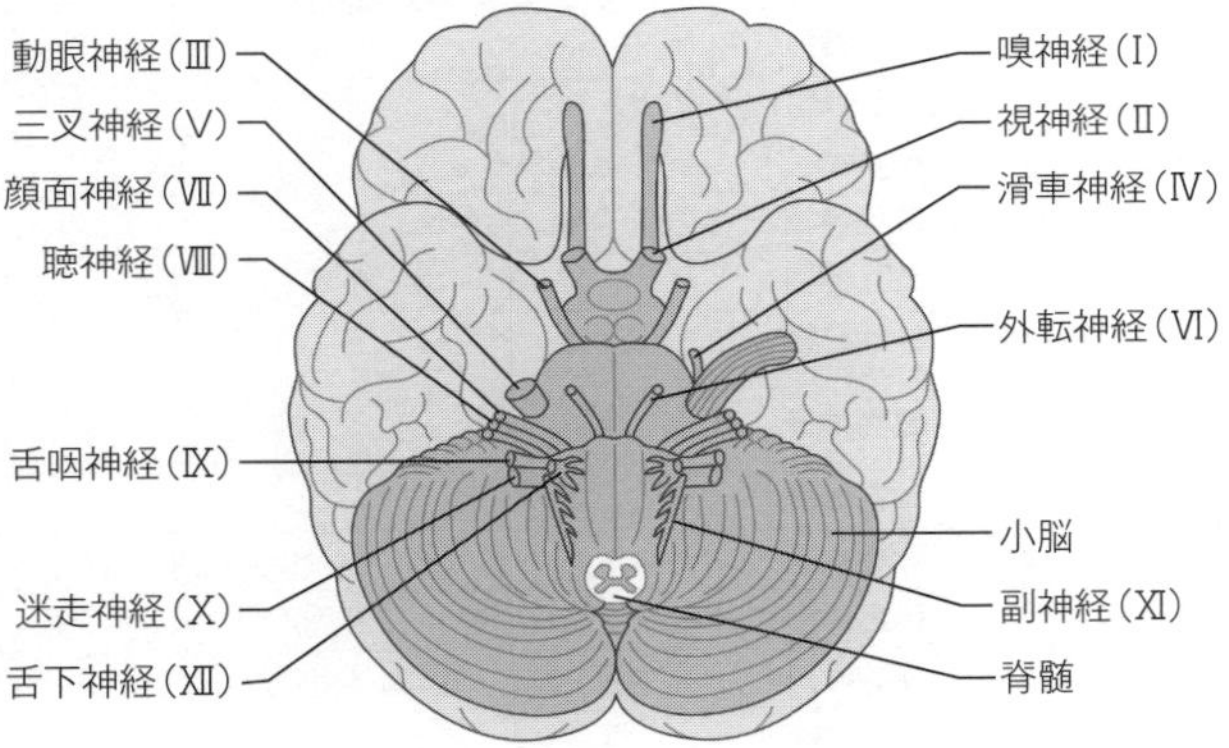
動眼神経（Ⅲ）
三叉神経（Ⅴ）
顔面神経（Ⅶ）
聴神経（Ⅷ）
舌咽神経（Ⅸ）
迷走神経（Ⅹ）
舌下神経（Ⅻ）
嗅神経（Ⅰ）
視神経（Ⅱ）
滑車神経（Ⅳ）
外転神経（Ⅵ）
小脳
副神経（Ⅺ）
脊髄

図9　頭蓋底

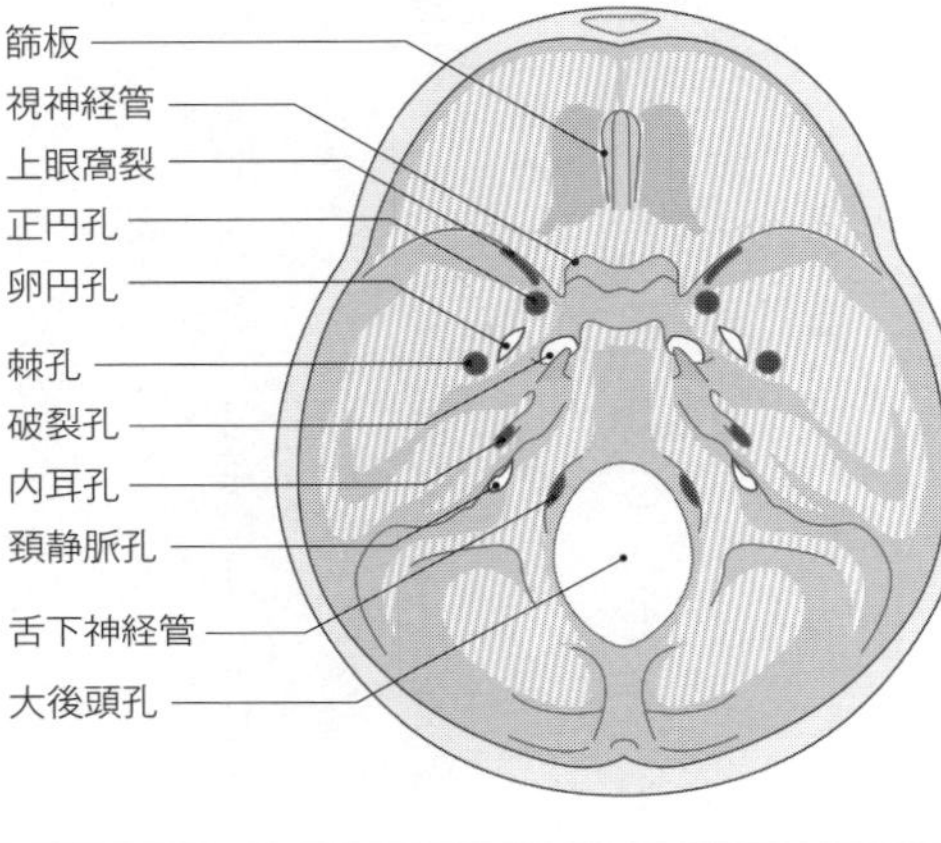
篩板
視神経管
上眼窩裂
正円孔
卵円孔
棘孔
破裂孔
内耳孔
頚静脈孔
舌下神経管
大後頭孔

図10　脳神経の作用

番号による名称	固有の名称	主な働き
第Ⅰ脳神経	**嗅神経**	嗅覚
第Ⅱ脳神経	**視神経**	視覚
第Ⅲ脳神経	**動眼神経**	眼球運動
第Ⅳ脳神経	**滑車神経**	眼球運動（上斜筋）
第Ⅴ脳神経	**三叉神経**	顔面・鼻・口・歯の知覚・咀嚼運動
第Ⅵ脳神経	**外転神経**	眼球運動（外直筋）
第Ⅶ脳神経	**顔面神経**	表情筋の運動、舌前 2/3 の味覚、涙腺や唾液腺の分泌
第Ⅷ脳神経	**内耳神経**	聴覚、平衡感覚
第Ⅸ脳神経	**舌咽神経**	舌後 1 ／ 3 の知覚・味覚、唾液腺の分泌
第Ⅹ脳神経	**迷走神経**	のどの知覚・運動、頚胸腹部の臓器を支配
第Ⅺ脳神経	**副神経**	肩や首の筋肉の運動（僧帽筋、胸鎖乳突筋）
第Ⅻ脳神経	**舌下神経**	舌の運動

ります。

舌咽神経一つとってもそれだけの影響があるのですから、顎関節症によって起きる弊害は推して知るべしでしょう。

また、顎関節のすぐ後ろには、内耳神経が通っています。これは聴覚や平衡感覚をつかさどる神経で、側頭骨の内耳孔《ないじこう》という孔から内耳道に入っていきます。脳神経の顔面神経は、この内耳神経と同じところを通っています。

ですから、顎関節のズレは、これらの神経にもダメージを与えます。

頭蓋骨の中で、いちばん複雑な構造をしているのが、側頭骨です。そこが、歯をかみ合わせるたびにトントンといやな刺激を受けたら、脳神経にも測りがたい影響が出るのではないでしょうか。

顎関節の異常から不定愁訴は始まる

顎がズレると、筋肉の過緊張から症状は全身に広がっていきます。実際に顎関節症になると、顎が痛くなったり、ものがかめなくなることはもちろんですが、頭痛、めまい、耳鳴り、ふわふわした浮遊感などが起きて、情緒が不安定になります。これは、先ほど申し上げたように顎関節のすぐ後ろに内耳神経が通っており、顎関節がずれて内耳神経を圧迫するからです。

それ以外にも、鼻づまり、胃腸障害、肩こり、腰痛、頚肩腕症候群《けいけんわんしょうこうぐん》（首、肩、腕周辺の痛みやしびれ）、ひざの痛み、喉の違和感、自律神経失調症など、顎から遠く離れたところまで症状は及びます。

顎関節症が怖いのは、これらの症状の原因が、まさか口の中にあるとはだれも思わないことです。顎や口の中の症状なら歯医者に行きますが、頭痛や腰痛やひざの痛みで歯医者に行く人はめったにいないでしょう。

でも、私たち歯科医師、とくにかみ合わせの治療を専門に行っている矯正歯科医師は、日々患者さんと接していてかみ合わせのズレや顎関節の異常が全身に及ぶことを経験的に知っていますから、こうした症状が起きることに少しも違和感はありません。しかし「なぜか」ということについては、まだまだ不明の点が少なくないのです。私はそれを少しでも解明したいと思って、後で書くように東洋医学や鍼灸《しんきゅう》など、代替医療の勉強を始めたのです。

なぜ、顎関節症が全身症状を起こすのかを考えるときに、重要なポイントになるのが顎や顎関節の位置です。顎関節は脳に近い位置にあり、頭蓋骨と頸椎《けいつい》をつなぐ関節部に近いところにあります。

頸椎は脊椎の上部を構成し、ここから骨盤まで背骨でつながり、さらに股関節を経て足の骨につながっています。また、頸椎は頭蓋骨を支えているので、頸椎が安定しなければ

図11　顎関節症が引き起こす全身の症状

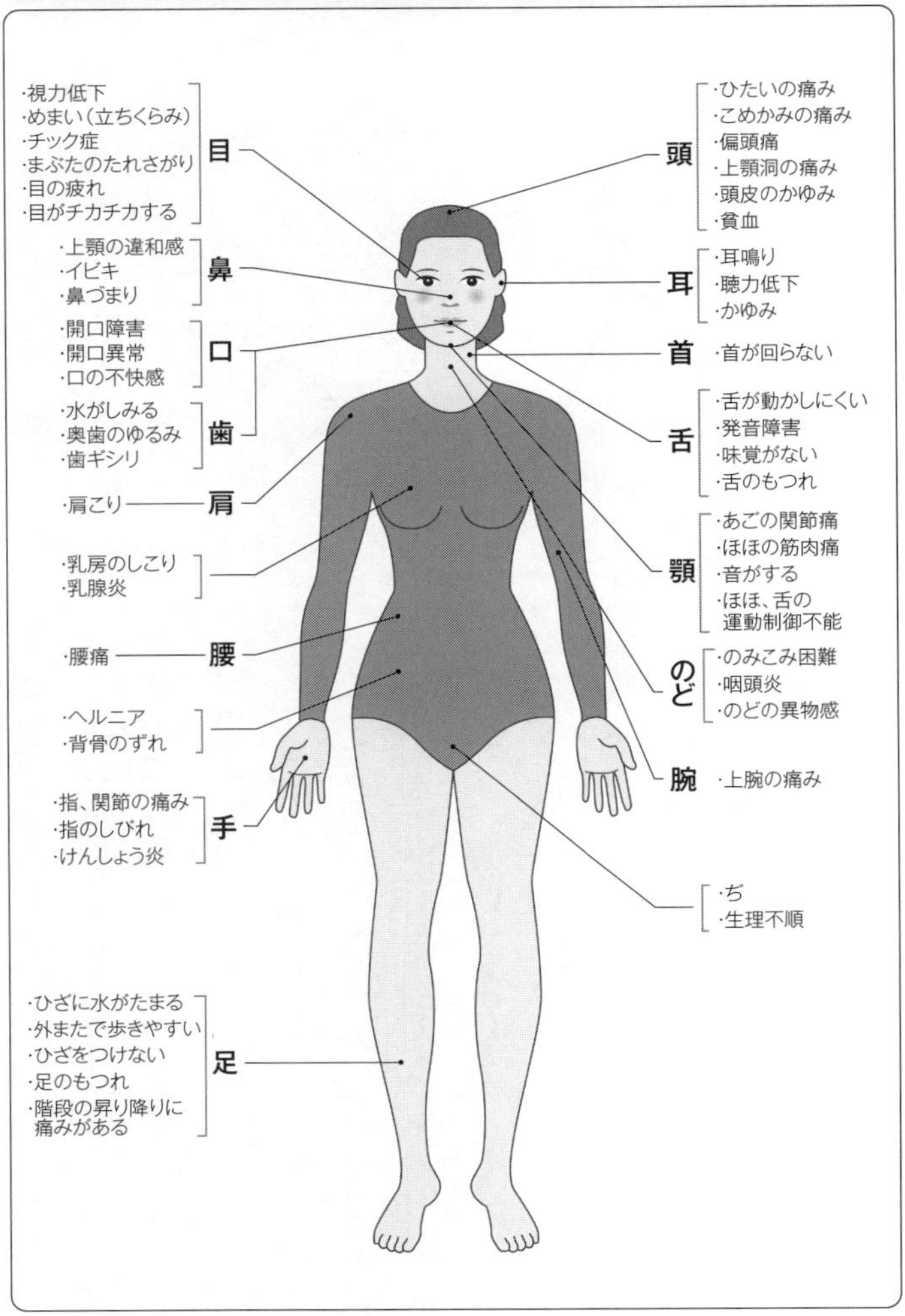

目
·視力低下
·めまい（立ちくらみ）
·チック症
·まぶたのたれさがり
·目の疲れ
·目がチカチカする
鼻
·上顎の違和感
·イビキ
·鼻づまり
口
·開口障害
·開口異常
·口の不快感
歯
·水がしみる
·奥歯のゆるみ
·歯ギシリ
肩
·肩こり
·乳房のしこり
·乳腺炎
腰
·腰痛
·ヘルニア
·背骨のずれ
手
·指、関節の痛み
·指のしびれ
·けんしょう炎
足
·ひざに水がたまる
·外またで歩きやすい
·ひざをつけない
·足のもつれ
·階段の昇り降りに痛みがある
頭
·ひたいの痛み
·こめかみの痛み
·偏頭痛
·上顎洞の痛み
·頭皮のかゆみ
·貧血
耳
·耳鳴り
·聴力低下
·かゆみ
首
·首が回らない
舌
·舌が動かしにくい
·発音障害
·味覚がない
·舌のもつれ
顎
·あごの関節痛
·ほほの筋肉痛
·音がする
·ほほ、舌の運動制御不能
のど
·のみこみ困難
·咽頭炎
·のどの異物感
腕
·上腕の痛み
·ぢ
·生理不順

図12　顎の筋肉とつながる肩甲骨

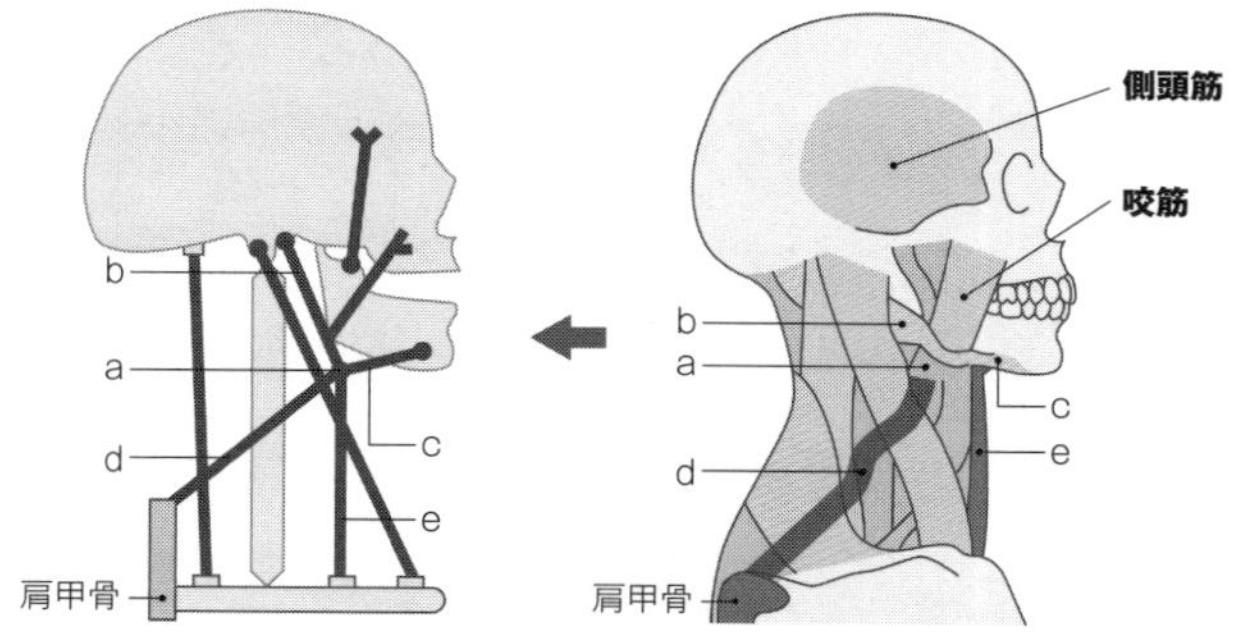

aの舌骨は、b、c、d、eの4つの筋肉が引っ張っていて宙に浮いている。
dの肩甲舌骨筋は舌と肩甲骨をつないでいる。
かみ合わせが悪い→下顎の位置が悪くなる→舌骨の位置が悪い方向に引っ張られる→背骨の位置に影響する骨の位置が変わる→姿勢が悪くなる。

頭蓋骨も安定しません。

その頭蓋骨や背骨を支えているのは骨盤であり、骨盤にゆがみがあれば上半身のバランスも崩れてきます。

このように、頚椎と骨盤は、骨格を支えるかなめです。この骨格に少なからぬ影響を与えるのが、顎関節です。顎関節がずれていたり、顎関節の左右の高さが違っていたら、頚椎もずれてきます。そこから脊椎、骨盤へと、ゆがみが連鎖していきます。

頚椎を安定させるには、左右の顎関節が正しい位置にあり、正しく機能していなければなりません。そのためにも、かみ合わせが大事なのです。

顎関節のゆがみは姿勢に現れる

顎関節のズレは、姿勢にも影響します。実際に矯正に来られる患者さんを観察すると、ほとんどの方は姿勢が悪く、体がゆがんでいます。猫背だったり、片方の肩が上がっていたり、体が横に傾いていたりします。ですから、まっすぐ立てなかったり、座っていてもすぐにグニャグニャと姿勢が崩れてしまう人が多いのです。

健康な若い人の背骨は、横から見るとゆるやかなS字カーブを描いています。ところが、かみ合わせが悪く、顎関節にズレがあると、S字カーブがなくなって背骨が湾

図13 左右にS字の背骨

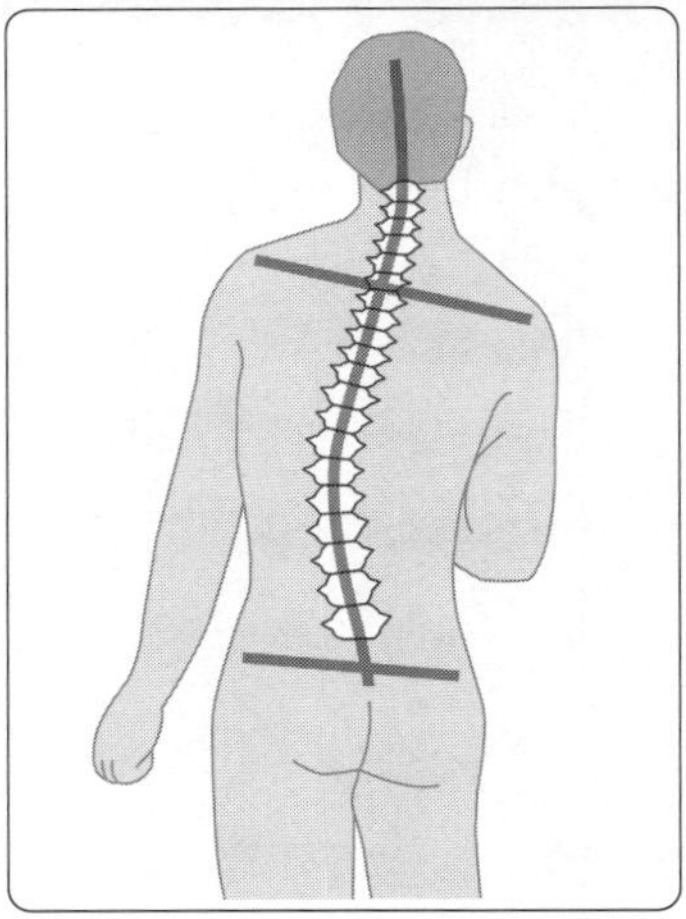

図14　脊髄神経

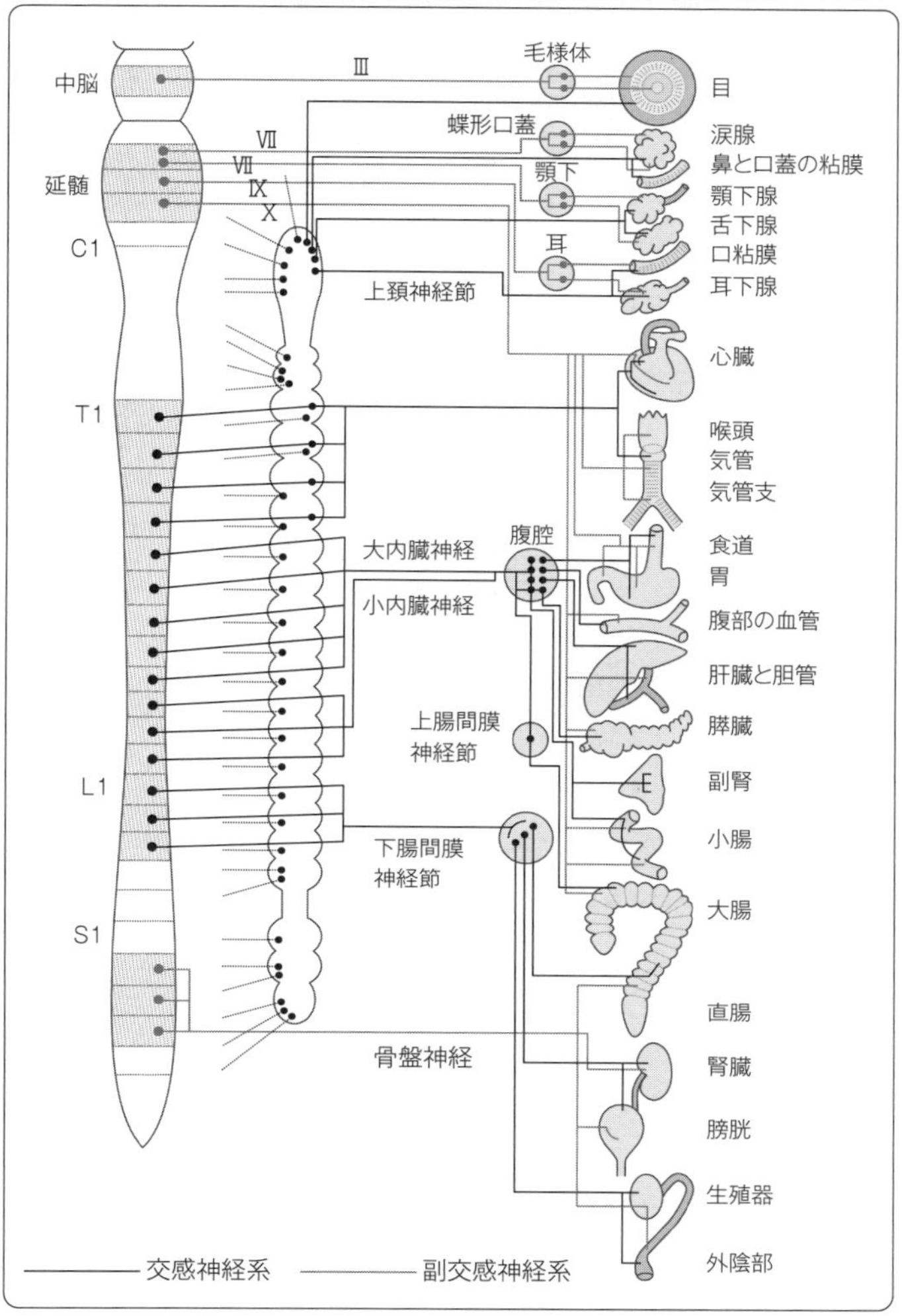
中脳
延髄
C1
T1
L1
S1
Ⅲ
Ⅶ
Ⅷ
Ⅸ
Ⅹ
毛様体
蝶形口蓋
顎下
耳
上頸神経節
腹腔
大内臓神経
小内臓神経
上腸間膜
神経節
下腸間膜
神経節
骨盤神経
目
涙腺
鼻と口蓋の粘膜
顎下腺
舌下腺
口粘膜
耳下腺
心臓
喉頭
気管
気管支
食道
胃
腹部の血管
肝臓と胆管
膵臓
副腎
小腸
大腸
直腸
腎臓
膀胱
生殖器
外陰部
交感神経系
副交感神経系

曲したり、ひどいケースでは左右にS字を描いていたりします。

背骨が曲がってしまうと、全身の健康にも悪影響が出てきます。

背骨の中には、脊髄という中枢神経《ちゅうすうしんけい》の束が通っています。これは脳と末梢《まっしょう》をつなげる神経の束で、脊髄からはさらに31対の脊髄神経が出ています。頚椎や背骨にゆがみがあると、この神経が圧迫され、末梢にさまざまな症状が出てきます。

また、これらの神経が圧迫されると、座骨《ざこつ》神経痛や腰痛の原因になります。腰痛や座骨神経痛で整骨院や整体治療院に通っている人も多いでしょうが、整骨院の先生から「歯医者に行くように」とすすめられて、矯正治療を受けに来られる患者さんもいます。

背骨のゆがみは、自律神経にも影響します。交感神経の中枢は脊髄にあり、脊髄から神経繊維が出て、背骨の両側を走る交感神経幹に入ります。ですから、背骨がゆがめば交感神経を圧迫して、自律神経のバランスも崩れてくるのです。

原因のわからない不定愁訴の多くは、自律神経が乱れて起きる自律神経失調症です。自律神経失調症は、すぐに出ることもあれば、数年後に慢性的に出ることもあります。時間がたつほど、因果関係がわからなくなります。

図15　自律神経系

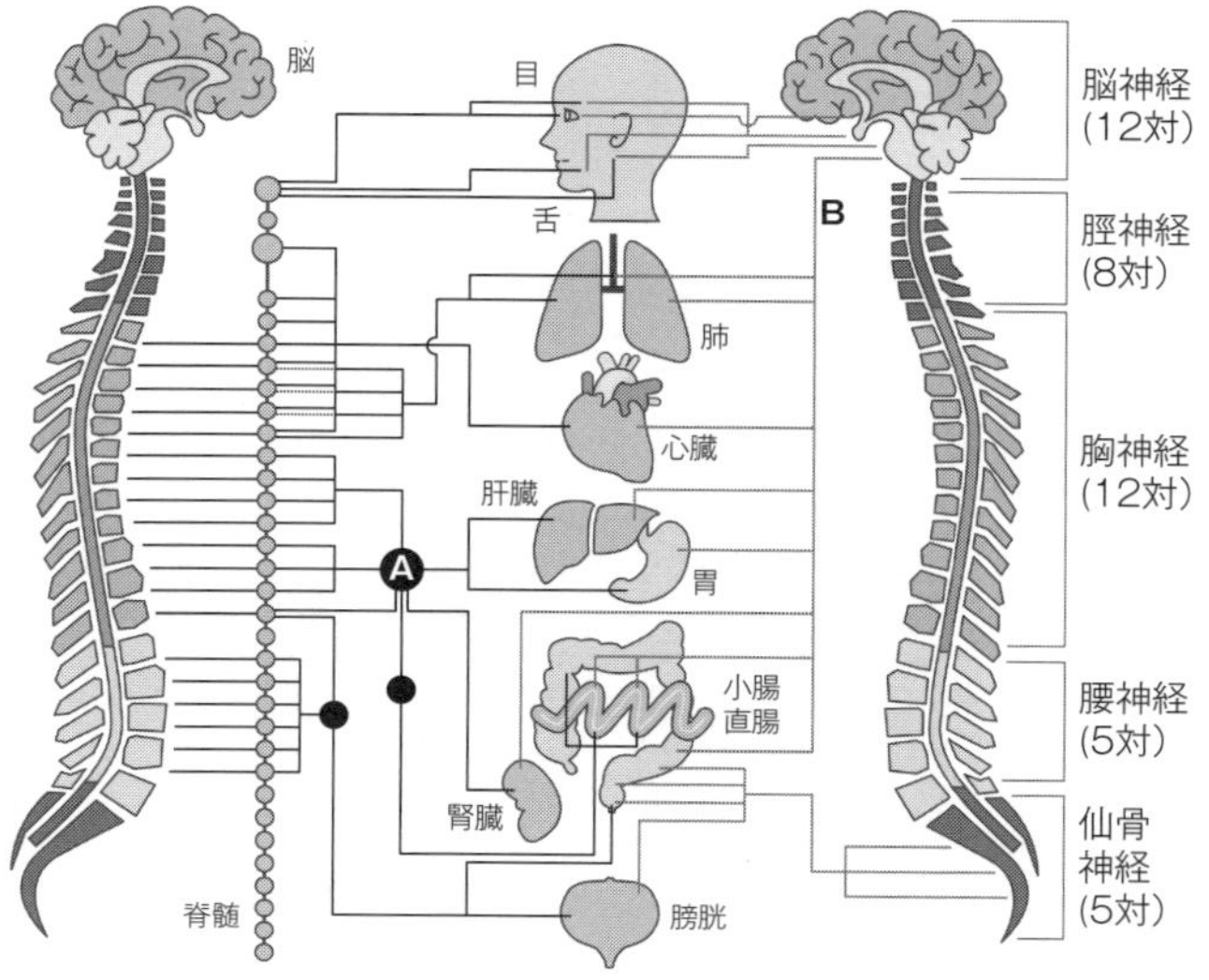

—— 交感神経　—— 副交感神経　**A**：腹腔神経節　**B**：迷走神経

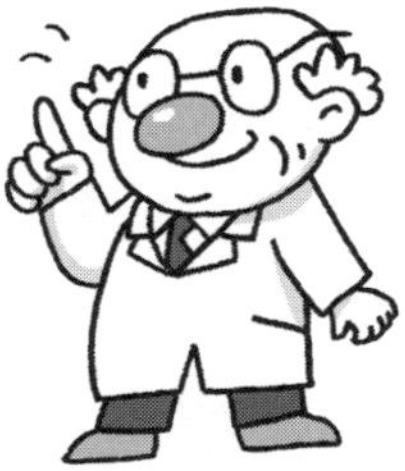

かみ合わせのズレは認知症や脳梗塞のリスクを高める

いままで見てきた骨格のゆがみは、筋肉の硬直、過緊張に起因します。かみ合わせがズレていると、あごの筋肉に過剰な負担がかかり、後頭部から首にかけての筋肉が過緊張になります。これが顎関節をゆがませると同時に、首の頸動脈《けいどうみゃく》を圧迫します。

首には、大動脈から脳に血流を流す総頸動脈《そうけいどうみゃく》が左右に1本ずつ走っています。総頸動脈は途中から、首の外側を通る外頸動脈《がいけいどうみゃく》と内側を通る内頸動脈《ないけいどうみゃく》に分岐します。外頸動脈は顔面部に血液を送り、内頸動脈は脳の中に血液を送っています。

首の筋肉が緊張すると、頸椎も影響を受けてズレてきます。すると、椎骨動脈や内頸動脈が圧迫されて脳への血流が悪くなり、脳に酸素や栄養が供給されなくなります。その結果、脳の神経細胞の働きが悪くなり、いろいろな障害が起きてきます。たとえばボーッとしたり、めまいや耳鳴りや脳貧血などを起こします。

図16　外頸動脈と内頸動脈

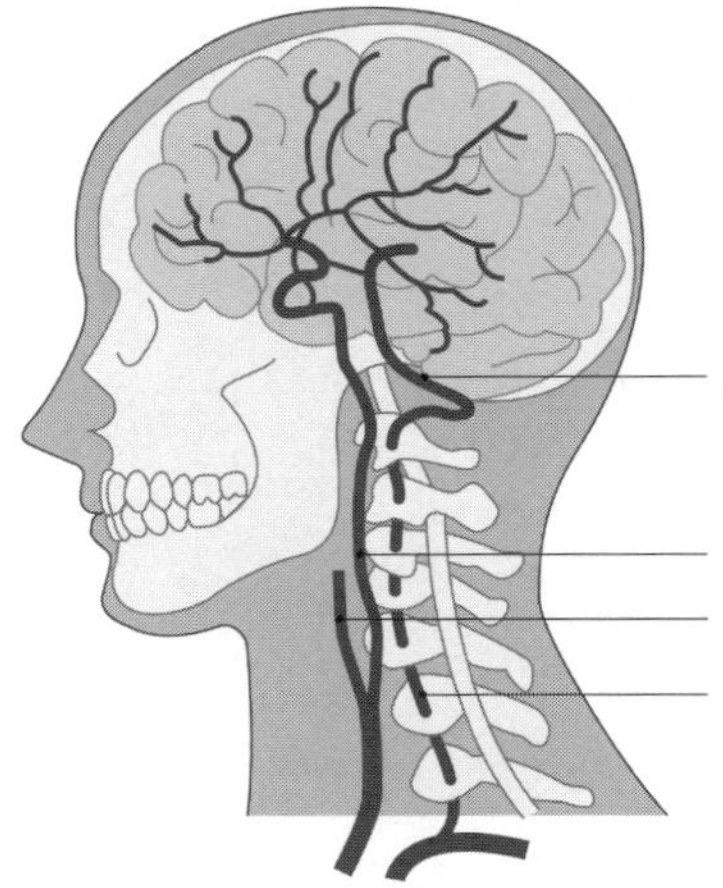

また脳の血流が悪くなれば、もっと脳に血液を送らなければならなくなって血管の圧を上げますから、血圧も高くなります。そして最悪の場合、認知症になったり、脳梗塞や脳出血を起こすこともあるのです。

首や肩がこっている人は多いと思います。そのこりが極度にひどくなると、命に関わる症状を起こすこともあるのです。そのリスクを高める一つのきっかけが、かみ合わせのズレです。

悪いかみ合わせが招く不眠

かみ合わせを悪くする要因に、歯ぎしりや食いしばりがあります。これらの症状を総称して、「ブラキシズム（口腔内悪習慣《こうくうないあくしゅうかん》）」といいます。「口腔内悪習慣」とあるように、口腔環境にとってはけっして良いことではありません。

ブラキシズムは、中枢性のストレスに対する生体の防御反応だと言われています。日頃緊張していて、交感神経が優位な状態でいると、その緊張を解くために無意識に歯をかみしめたり、歯ぎしりをしてしまうのです。つまり脳のストレスを、歯ぎしりや食いしばりで発散しているのです。

これだけ聞くと、歯ぎしりや食いしばりは体に必要な反応のように思われますが、過度になると口の中に甚大な影響が出てきます。無意識に強い力で長時間歯を食いしばったり歯ぎしりをすると、歯が削れたり、歯や歯の根っこに亀裂が入ったり、歯ぐきがはれて歯周病が悪化したりします。また、顎が下がって顎関節症の原因になることもあります。

夜間の過度の歯ぎしりは不眠の原因にもなります。睡眠は自律神経によってコントロールされています。日中はアクティブな神経である交感神経が優位ですが、夕方から夜にかけてリラックスの神経である副交感神経に切り替わると、だんだん眠気が出てきます。

コラム

スプリント療法について

歯並びやかみ合わせの異常を確認するのにスプリントがあります。

患者さんの歯並びやかみ合わせの状態に異常がある場合は、スプリントを口腔内にしばらく入れて様子を見ることがあります。

悪い歯並びやかみ合わせがあるとスプリントによってその状態が外れるので、不定愁訴が和らぐことでわかります。また、圧迫された顎関節がスプリントでラクになり、不定愁訴が消えることもあります。

このようにスプリント療法を併用して治療します。

歯を処置するほど不調はひどくなる

「医原病《いげんびょう》」という言葉があります。医療行為によって起きる病気のことです。手術後、臓器が癒着して機能障害を起こしたり、薬の副作用によって胃腸障害を起こすなど、病気を治すための治療が別の病気を引き起こしてしまうのです。薬や手術だけでなく、麻酔、輸血、放射線治療など、さまざまな医療行為によって医原病は起こります。

歯科の治療でも同じことが起きています。歯を削る、抜く、補綴物《ほてつぶつ》をかぶせるといった治療が原因で、虫歯がよくなるどころか、逆に虫歯を作ったり、体調を悪くしてしまうことがまれにあるのです。

歯にかぶせたり詰めたりする補綴物は、異物です。異物が口の中にあれば、それが原因でアレルギーが起きたり、体調が悪くなることもあります。

補綴治療をすると、歯とかぶせた補綴物との間にすきまができます。どんなにピッタリ

コラム

歯ぎしりは胃酸の逆流を防ぐため？

一説に、歯ぎしりは胃酸の逆流を飲み込むためにしているという説があります。ですから、胃酸が逆流しないように、体を30度以上起こすとよいと言われています。たしかに、新幹線や車の中で寝ている人で、いびきはかいている人はいても、歯ぎしりをしている人は見かけません。これは、体を起こして寝ているために、胃酸が逆流せず、歯ぎしりが起きないからだと言われています。

ところが、その自律神経のスイッチが入れ替わらず、寝ている間も交感神経が高いままだと、脳の興奮状態が続いて歯ぎしりが起こりやすくなります。それで目が覚めてしまい、寝つかれなくなって不眠症になってしまうのです。

寝ている間は自分で歯ぎしりや食いしばりをコントロールできないので、何らかの対応が必要です。

作っても、長く使ううちに歯は摩耗し、変形していきますから、わずかなすきまでも、そこから虫歯菌や歯周病菌が入り込んでしまうのです。そして虫歯を作ったり、歯周病をひどくします。

歯を治療すれば、その歯は一生虫歯にならないわけではありません。むしろ治療したことが原因で、虫歯になりやすくなるのです。

また、歯を削ったりかぶせたりすると、かみ合わせが悪くなってしまうこともあります。人によっては、ちょっとかみ合わせを低くしただけで、具合が悪くなってしまう人もいるのです。

最新の治療傾向は、良い部分の歯質までも削合《さくごう》しての歯科治療は、なるべくしないようになってきています。

人間がいちばん健康でいられるのは、その人間が本来あるべき姿の状態を維持した歯や歯並びで生活することです。しかし、何軒もの歯医者に行って、削ったりかぶせたりしているうちに、だんだんかみ合わせが狂ってきます。そして、生まれながらに備わっているいちばんいいかみ合わせから、どんどん遠ざかってしまうのです。

見た目重視の矯正治療が不調をひどくする

最近、気になるのが、他の矯正歯科医院に行き、かみ合わせを考慮せず、歯並びだけをきれいにして来院される患者さんです。一部の矯正治療法として、健康な第一小臼歯を左右上下1本ずつ、便宜的に4本抜く治療があります。その空いたスペースを使って、歯並びを整えるのです。しかしその新しい歯並びは、どんなにきれいに並んでいても、その人がもともともっている歯並びとかけ離れたものです。

いまは虫歯になっても、なるべく削らない・抜かない治療が行われています。それなのに、健康な歯を4本も抜いて大丈夫なのだろうかと、だれもが疑問に思うでしょう。

歯を4本も抜くと、歯を支えている骨がやせて、全体にかむ機能が落ちます。骨がやせればかみ合う高さが足りなくなって、かみ合わせも悪くなります。歯並びの悪い人は、それだけでも不調になりやすいのに、歯を抜くことでさらに体調を悪くしてしまうのです。

また、前歯だけ並べ替えても、歯並びを悪くしている真の原因がそのままなら、顎関節に負担をかけている状態は変わらず、不定愁訴も起こりやすくなります。

歯並びやかみ合わせが悪くて、自然に出てくる不定愁訴の症状は、比較的わかりやすいものです。しかし、歯並びに人為的な手が加わると、自然に現れる症状が隠れてしまい、症状も複雑になってきます。また歯並びも、本来の正しい位置がわからなくなってきます。すると、かみ合わせの治療もむずかしくなります。実際に、歯を抜いた患者さんの再矯正は、そんなに易しいものではありません。

また、それぞれの歯を生体の本来の位置に戻すという考え方で治療すると、抜歯後のスペースがあくことがありますが、それは歯が正しい位置に戻ったからです。当然、かみ合わせもよくなっているので、体の調子は以前より良くなります。

体の不調の原因が歯にあること、ましてよかれと思って受けた歯科の治療にあることなど、だれも思いもしないでしょう。その因果関係を科学的に証明するのはむずかしいことですが、歯を正しい位置に戻せばその不調がとれるという事実を見たら、やはり歯に原因があるとしか思えないのです。

あなたの歯並びは大丈夫か

いままで見てきたように、顎関節のズレも、肩こり、不眠、頭痛といった症状も、多くの場合、かみ合わせの異常によって起こります。そしてかみ合わせが悪いと、その悪いかみ合わせは歯並びに現れます。ですから、歯並びの悪い人は、むしろラッキーです。かみ合わせによって体調が悪くなっていることを、歯並びが教えているからです。

問題なのは、歯並びが良いように見えて、体調が悪い人です。歯並びのいい人は、よもや不調の原因が歯だとはだれも思わず、原因がわからないまま何軒もの病院をまわったり、飲む必要のない薬を飲んだり、いつも不快で不安な状態でいなければなりません。

歯並びが良くても、かみ合わせが良いとは限らないのです。

そこで、ご自分のかみ合わせが良いのか悪いのか、簡単にチェックする方法がありますから、試してください。

◎割り箸を使う方法

鏡の前にまっすぐ立ちます。割り箸を横にして、割り箸の中央を犬歯の後ろにある第一小臼歯でかみます。鏡を見て割り箸が水平なら、それほど問題はありません。割り箸が傾くようなら、かみ合わせに問題があります。

◎ストレッチボード（斜面板）に乗る方法

ストレッチボードは、ふくらはぎの筋肉やアキレス腱を伸ばして、下肢の筋肉を柔軟にするストレッチ用の健康器具です。当院では、かみ合わせのチェックにストレッチボード（斜面板）に乗っていただきます。かかと側を下方に向けて30度の角度をつけたボードに乗り、まっすぐ立てる人は筋肉からのかみ合わせの問題は少ないです。

しかし、背中が反ったり腰が曲がったりしたら、かみ合わせが崩れて顎関節がズレている可能性があります。顎関節症になると、筋肉のバランスが崩れてきます。そのため、角度のあるボードにまっすぐ乗れないのです。

このストレッチボードは、あとで書くように顎関節症の治療や予防にも役立ちます。

図17　割り箸を使う

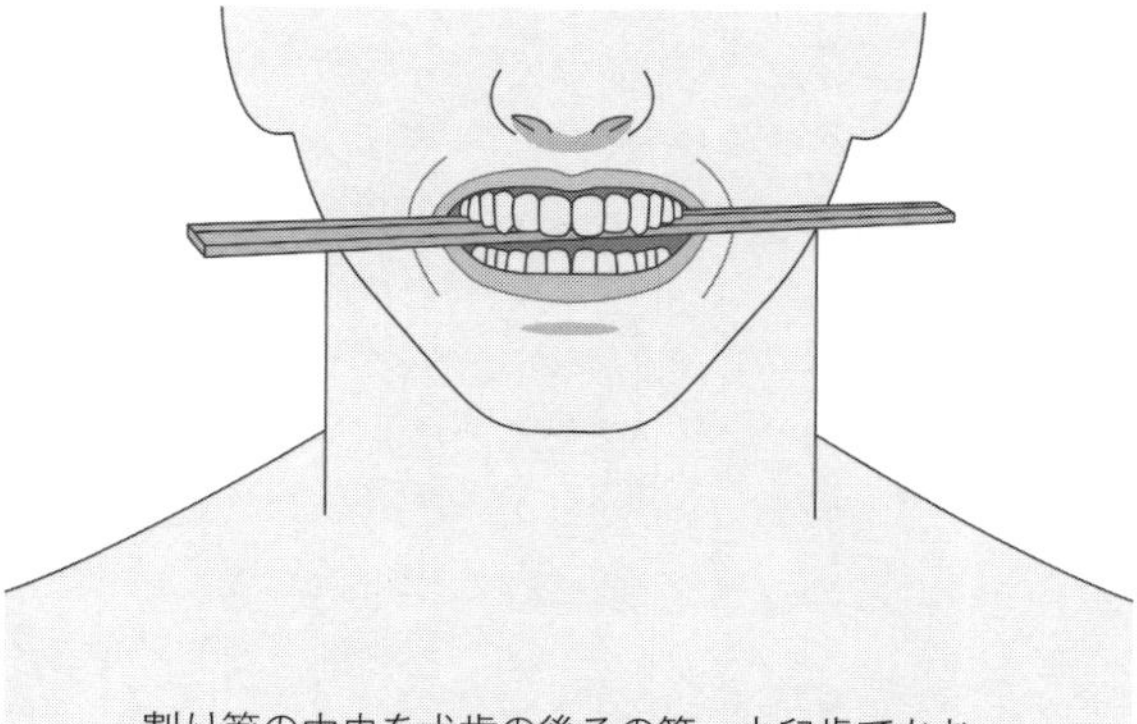

割り箸の中央を犬歯の後ろの第一小臼歯でかむ。

図18　ストレッチボードに乗る

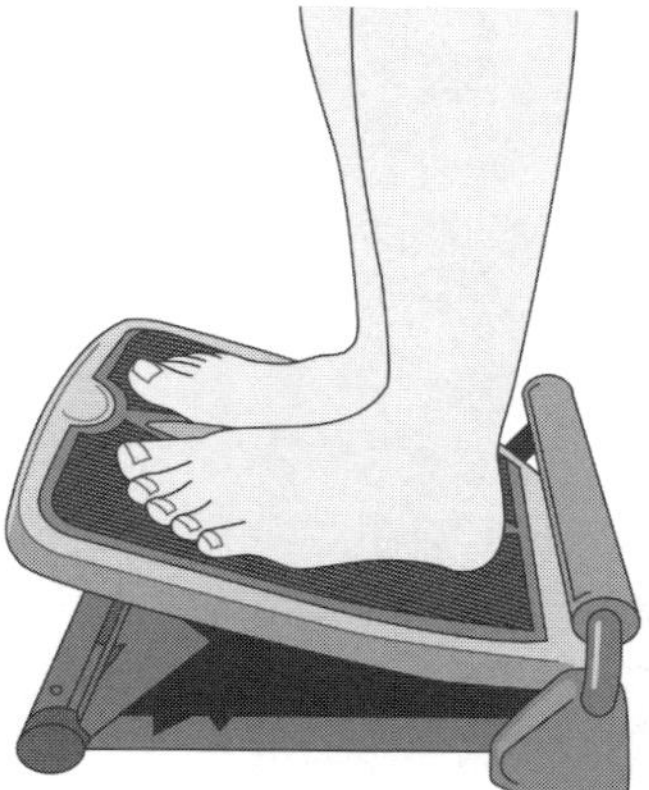

第2章

歯並びを治すとなぜ不調が改善するのか

矯正治療とは悪いかみ合わせを本来の位置に戻す治療

口元は、目と並んでその人の印象を決める大きなポイントになります。きれいな歯並びはだれに対しても好印象を与えますし、アメリカでは歯並びが悪いと「教養のない人」とみなされるようです。近代矯正治療はアメリカで始まり、100年以上前から、アメリカでは矯正治療が行われてきました。それだけ、歯や歯並びへの関心が高かったことがうかがわれます。

ひるがえって日本では、矯正治療が一般的になったのはこの数十年のことです。私が矯正歯科医になった頃は、まだ八重歯がチャームポイントと言われていた時代でした。それから、かれこれ30年くらいたちましたが、いま、だれもが歯並びを治す時代になって、あの頃とは隔世の感があります。

矯正歯科を訪れる患者さんの大多数は、歯並びをきれいにしたいと思ってこの治療を選択されています。それは、見た目をきれいにする治療で、おもに前歯――正面の中切歯から側切歯、犬歯までの左右6本――の歯並びをきれいにする治療です。

見た目をきれいにするだけの矯正なら、簡単です。しかし、それは形を整えるだけの治療で、生体のメカニズムを考えていない治療になってしまいます。その結果、体のどこかにひずみが出てきます。

矯正歯科医は、歯の領域を専門とする医師です。医師の仕事は、患者さんを健康にすることです。私たち矯正歯科医も、歯並びの治療を介して患者さんの健康度を高めることが仕事です。

見た目も、もちろん大事です。しかし歯は臓器であり、さまざまな生体機能を担っている以上、健康を第一義において治療するのは当然のことです。

1章で見てきたように、歯並びが悪いとかみ合わせも悪くなります。それが全身の健康を損なう要因になっていることは、十分理解していただけたと思います。その悪くなってしまったかみ合わせを、もとに戻すのが矯正治療です。

広辞苑をひくと、矯正とは、「外科的処置をともなわないで本来の姿に戻すこと」とあります。このことからも、矯正治療は本来の歯並び（かみ合わせ）に治す治療だということがわかるでしょう。

人は一人ひとり、骨格も筋肉の使い方も違います。顎の大きい人もいれば小さい人もいます。上の顎が出ている人もいれば、下の顎が出ている人もいます。そういう顎になるには、そうなる骨格があるからです。

大事なことは、その人の骨格に対して、歯や顎がどうあるべきかということです。どの人でも、その人の骨格や筋肉の動きにいちばん適応した歯の位置、形、歯並びがあるはずです。それは画一的なものではなく、一人ひとり違うはずです。それを探すのが、私たち矯正歯科医の仕事です。

歯並びを矯正し、崩れたかみ合わせをもとの状態に戻した結果、健康になり、より美しくなって、姿勢もよくなります。「若返ったね」とまわりの人たちから言われるようになります。「きれい」はあとから、必ずついてくるのです。

奥歯が歯並びを悪くする

前歯が乱れているということは、奥歯にも異常があるということです。にもかかわらず、奥歯の歯並びのことを気にする人は、あまりいません。奥歯は、外から見えないからです。一般の方はともかく、矯正歯科医ですら、奥歯の歯並びを考慮に入れずに治療する先生がいます。

しかし、歯並びが悪くなるいちばん大きな原因は、奥歯にあります。口や顎の筋肉を使わなくなって小さくなった顎に、32本の歯（親知らずを除くと28本）が生えてくれば、当然、全部の歯がきれいに並ぶにはスペースが足りません。

とくに顎の奥ゆきのスペースが小さいと、奥歯が傾きながら生えてきます。それに押されて、ちょうど押しくらまんじゅうのように、前歯や犬歯が傾きながら生えてきます。そのため、犬歯が歯列からはみ出て八重歯になったり、前歯が重なったり斜めに生えて乱ぐ

図19　咬合平面の変化

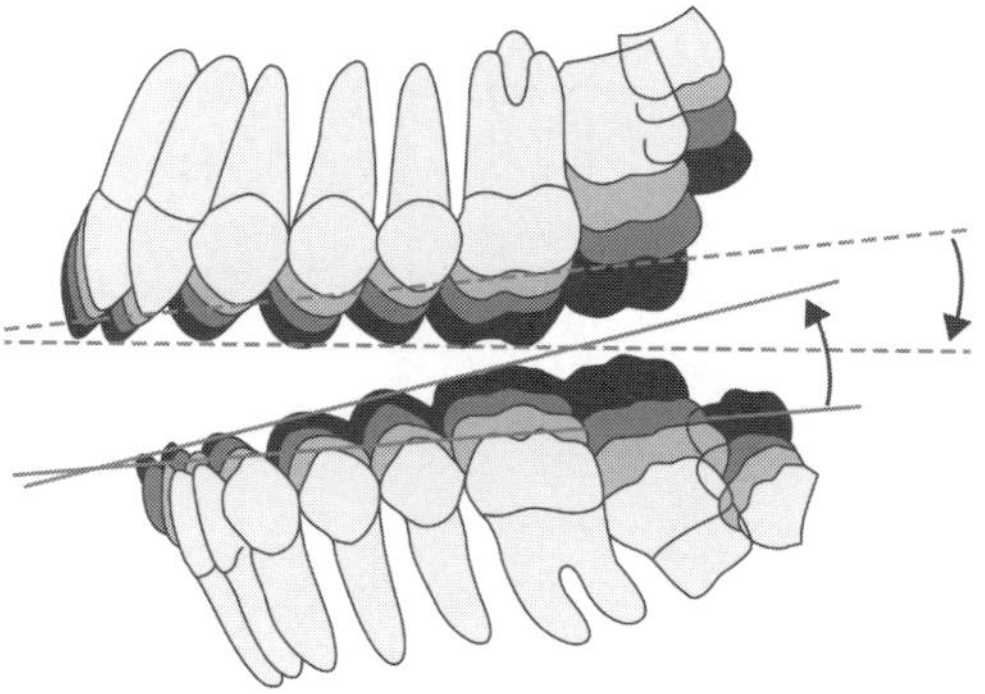

歯の垂直的な押し出し作用によって大臼歯部に咬合干渉が起こり、咬合平面が変化する。

い歯になってしまうのです。

出っ歯や受け口も、奥歯に問題があって起こります。

かみ合わせの良い歯は、だいたい同じ高さに並び、咬合平面《こうごうへいめん》（かみ合わせの面）は平らです。ところが現代人の多くは、咬合平面が持ち上がったり、垂れ下がったりしており、それが出っ歯や受け口、開口の原因になります。

咬合平面の垂れ下がりとは、前歯に比べて奥歯のほうが下がっていることを言います。反対に持ち上がりは、奥歯のほうが上がっている状態です。

この咬合平面の持ち上がり、垂れ下がり

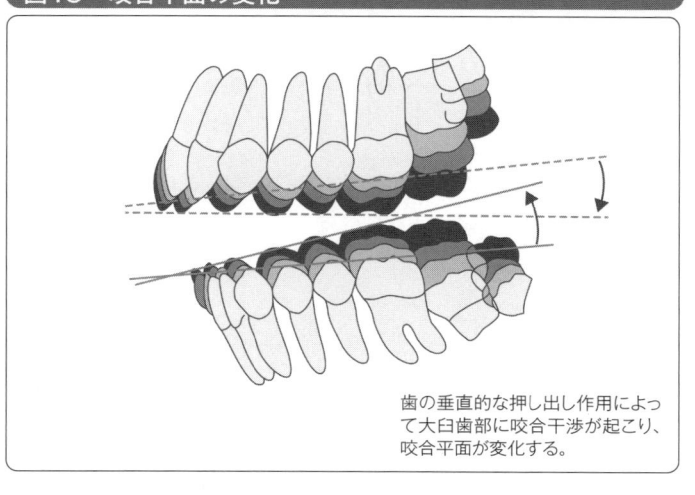

図20　咬合平面の変化と下顎の適応 ①

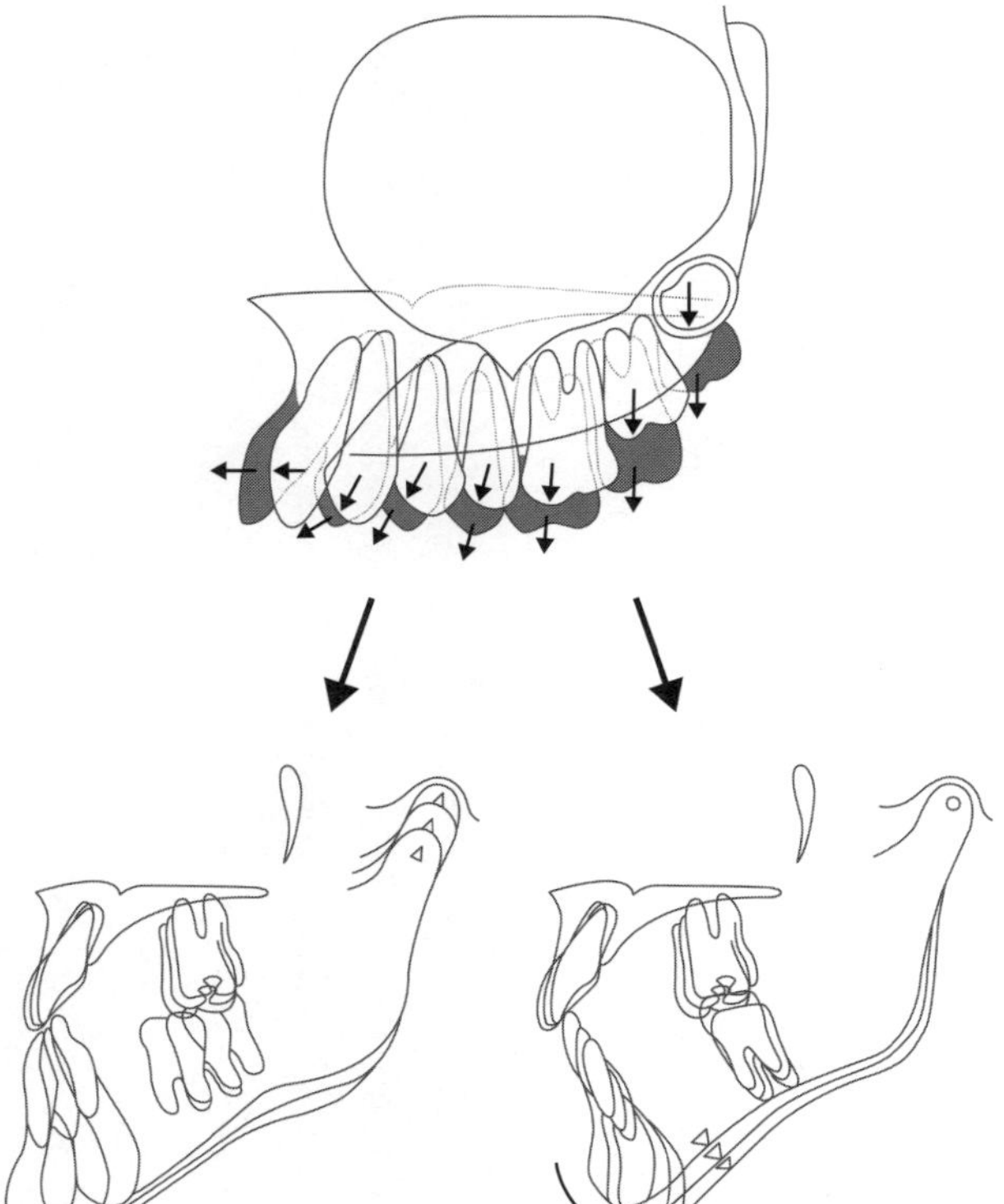
下顎の成長期に咬合平面が
下がると、下顎前突（受け口）
になる。
下顎の成長が止まってから
咬合平面が下がってくると、
開咬になる。

にも、顎の大きさが関係しています。顎の奥ゆきが小さく、奥歯の歯冠《しかん》が並ぶだけの十分なスペースがないと、歯冠が隣の歯冠とこすれ合いながら生えるため、咬合平面が持ち上がったり（下顎）、垂れ下がったり（上顎）するのです。

こうした咬合平面の異常は、顎の骨格まで変えてしまいます。たとえば出っ歯は、上の奥歯が降りてこないで、結果として徐々に下の奥歯が持ち上がって上下の歯が不正に当たり、下顎が後ろに引っ込むことでも起こります。下顎は前方に成長するのを妨げられ、総体的に上の顎が出てしまうために、出っ歯に見えるのです。

反対に受け口や開咬は、咬合平面の垂れ下がりによって起こります。下顎の成長期に上の奥歯が下がると、下顎を前に出すように動かさないと、ものが上手にかめなくなります。すると下顎が前に出て、受け口になります。

下顎の成長が止まってから上の奥歯が下がると、前歯がしっかり閉じなくなって開咬になります。

このように、かみ合わせに応じて顎の動きが変わり、それを習慣的に続けていると、頭蓋骨にゆがみが生じて顎の骨も変形してきます。すると周辺の靭帯《じんたい》がゆるみ、さらに神経

図21　咬合平面の変化と下顎の適応 ②

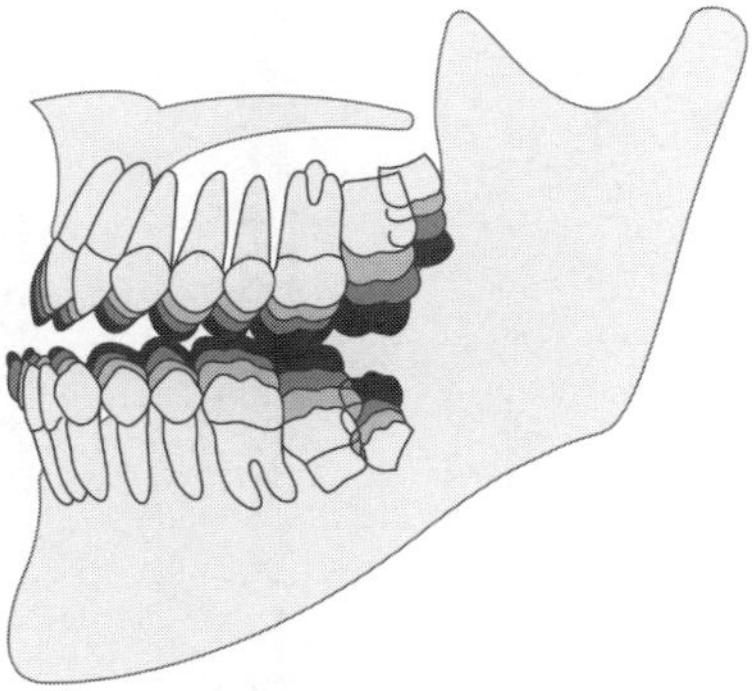

前方回転を伴う転位によって咬合を適合させるため、
下顎前突（受け口）になる。

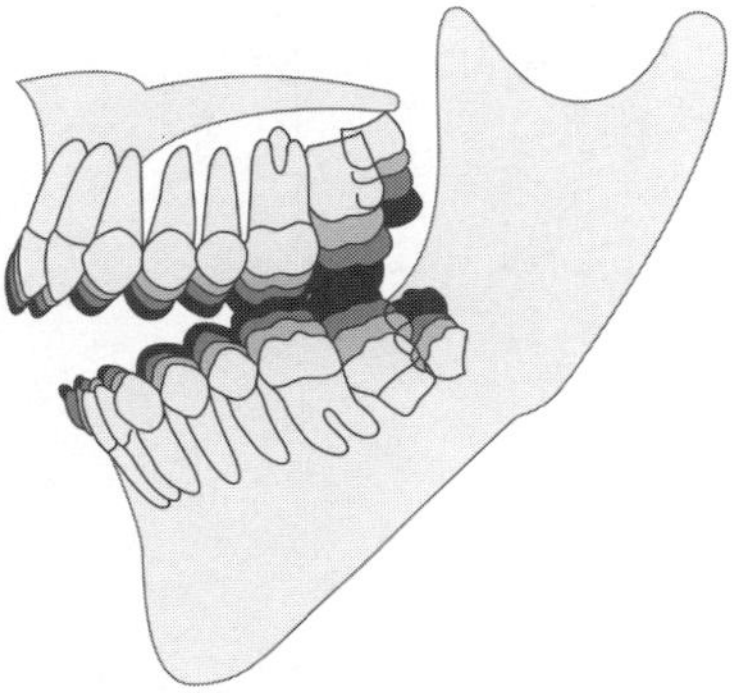

前方転位が困難な場合は、
後方回転によって咬合を適合させ、開咬になる。

系にも狂いを生じるようになります。

従来、重度の受け口や開咬は、顎の骨に問題があるとされ、口腔外科での手術が必要でした。しかし原因が奥歯の垂れ下がり、持ち上がりにある場合は、早期に咬合平面の異常を矯正すれば、手術をせずに受け口や開咬も治せます。

形態を戻せば機能もコントロールできる

矯正治療は、その人の骨格にあった、顎周辺の筋肉に余分な負荷をかけない歯並びに戻すことです。そのためには、歯並びを悪くしている奥歯をまっすぐ立たせることです。そうすれば、傾いていた分のスペースが空き、歯列からはみ出している歯や、重なっている歯が並ぶスペースができます。

奥歯を立たせて歯並びを治す矯正は、原因除去療法です。歯並びを悪くしている原因を取り除き、顎を正しい位置に安定させて、正しいかみ合わせの高さにそろえると、上下の歯がまっすぐかみ合うようになります。すると顎関節への負担が減って、顎関節が正常に機能するようになります。

理屈は、非常にシンプルです。歯並びという形態を治すことによってかみ合わせを本来の正しい位置に戻せば、生体の機能もコントロールできるのです。

たとえば、顎関節のズレによって起きている側頭骨《そくとうこつ》のゆがみがもとに戻れば、脳頭蓋《のうとうがい》から出ているさまざまな神経や血管の孔のひずみも少なくなり、神経や血管への圧迫がとれて、めまいや耳鳴りや頭痛などの不定愁訴は改善していくでしょう。三叉神経も正常に機能し、他の脳神経も安定的に働くようになれば、脳神経の乱れに由来する不定愁訴も改善していくと思われます。

また、かみ合わせが戻って全身のバランスが整えば、自律神経のバランスも整ってきます。実際、咀嚼《そしゃく》が自律神経のコントロールに寄与するという研究結果もあります（日本咀嚼学会雑誌VOL16 2006 no2）。

自律神経は、活動時に働く交感神経と休息時に働く副交感神経で成り立っており、呼吸、脈拍、血液循環、体温、血圧、排尿や排便など、生きるために必要な機能をコント

図22　星状神経節

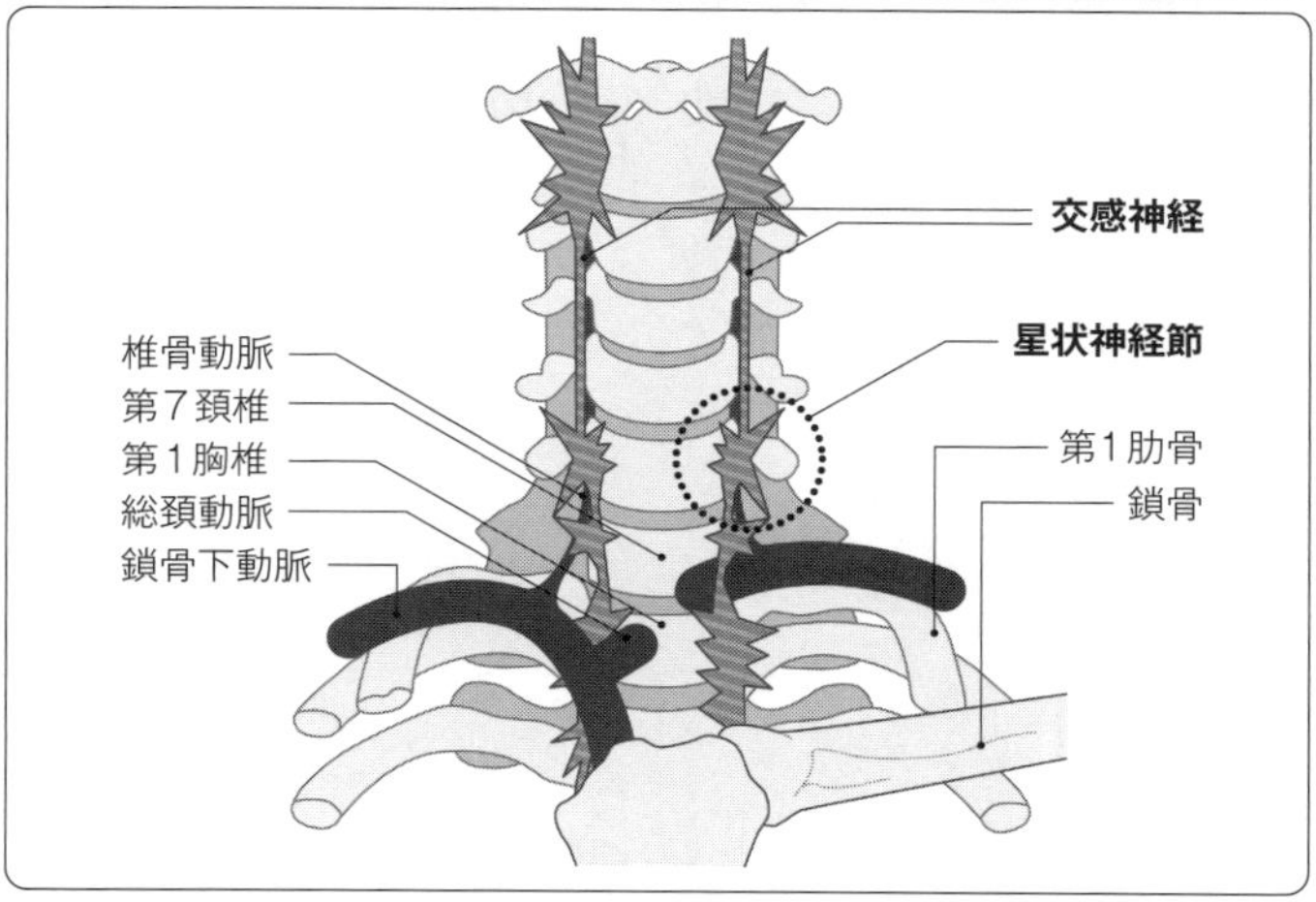

ロールしています。このバランスが崩れると、全身のいろいろなところに不調が出てきます。不正咬合によって起きる不定愁訴も、この自律神経失調症の一つと考えていいでしょう。

かみ合わせが悪く、歯が不適切な当たり方をすると、交感神経が緊張します。しかしそのかみ合わせをもとの状態に戻せば、交感神経の緊張が抑えられ、自律神経のバランスも整ってくると考えられます。それは、ペインクリニックなどで行っている星状神経節《せいじょうしんけいせつ》ブロック療法の作用によく似ています。

星状神経節は、頚椎のいちばん下の第七頚椎に近いところにあります。ここに麻酔薬を打って星状神経節をブロックすると、肩こりや頭痛、首の痛み、手足のしびれなどの症状が取れます。同じように歯のかみ合わせが正常に戻れば、交感神経優位の状態が是正され、自律神経のバランスが整うと考えられるのです。

コラム

星状神経節ブロック療法とは

交感神経には、交感神経節という交感神経の中継点のようなポイントがたくさんあります。その中の一つが星状神経節です。ここには頭、顔面、首、上肢など、肩から上の臓器や血流を支配する交感神経が集まっています。ここを一時的にブロックすることで、交感神経の緊張をゆるめます。それによって自律神経のバランスが整い、痛みやしびれが良くなるのです。

この治療は痛みやしびれだけでなく、自律神経失調症、不安神経症、心身症、うつ病など、幅広い症状に使われています。

歯は高さが大事。削ると体調に影響する

歯の治療で、咬合平面《こうごうへいめん》（かみ合わせた歯の面）が合わないと、高くなった歯を削ることがあります。しかし歯を削ると、必ず体調に悪影響が出ます。咬合調整は、歯を削るのではなく、低くなった歯を高くして調整するのが本道です。

私の経験では、歯がすり減ったり倒れたりすると、何らかの形で体調が悪くなります。それをもとに戻すと、体調が良くなります。私の治療で不調が改善するのは、倒れた歯をもとに戻して高くするからです。

歯は、高さが大事です。ですから、倒れた歯をもとに戻して高くしたり、すり減った歯に高さを足して咬合調整を行うと、体調が良くなります。

わかりやすい例を上げましょう。ゴルファーは、スプリント（マウスピース）を口にはめて歯をかませると、10ヤードよけいに飛ぶことがわかっているそうです。ですからゴル

フの試合では、口にはめるものは禁止されています。スプリントは道具で薬ではありませんが、ドーピングと同じように扱われているのです。

スポーツ選手は、力を出すときに歯をかみ締めるので、ふつうの人よりかみ合わせが潰れて低くなっています。スプリントを入れて低くなった咬合を高くしてもとに戻すと、筋肉が正常に働いて、本来の力を発揮できるようになるのです。

また、咬合は加齢とともにすり減って、歯も倒れていきます。ですから、高齢になるほど、不定愁訴が増えます。同じようにかみ合わせが悪くても、子どもより大人のほうが不定愁訴が多いのは、たんに年をとっているからということではなく、それだけ歯の咬耗《こうもう》や倒れ方が激しく、本来の高さより歯が低くなっているからです。

ですから、歯並びを矯正すると、成人のほうが格段に体調が良くなります。倒れている歯を起こすだけで、劇的に良くなります。それだけ歯が低くなっており、体調に影響を与えていたのです。

ですから、すり減った歯に補綴治療で高さを盛ってもいいのですが、補綴物は生体にとって異物ですから、私は、良い歯質を削合してまでの補綴治療は、できるだけしないようにしています。まして中途半端な補綴治療は、歯が割れたりする危険もあります。歯が壊れたら、一気に生体の機能は落ちてしまいます。

コラム

スポーツ選手は受け口がいい!?

私はスポーツ選手の顔をいつも観察していますが、イチロー選手や松井秀喜さんの口もとは、受け口ぎみです。受け口ぎみの人はバランス感覚がよく、体の使い方がうまいので、スポーツ選手に向いています。

わかりやすいのが、フィギュアスケートです。荒川静香さんのように受け口ぎみだとジャンプを飛んでも安定感がありますが、出っ歯ぎみの選手は平衡感覚があまりよくないので、転びやすくなります。みなさんも、スポーツ選手の口もとに注目しながら競技を見ると、また別の楽しみ方ができます。

お口から不眠を治す

自律神経が乱れて、交感神経が緊張しっぱなしの人は、夜なかなか寝つかれず、良い睡眠がとれません。睡眠も消化も副交感神経が支配しており、夜ぐっすり眠れるのも、寝ている間に消化器官が働くのも、夜、副交感神経が優位になっているからです。したがって良い睡眠がとれないと、胃腸もよく働かなくなってしまいます。

また脳が緊張して、交感神経が興奮したまま夜までそれを持ち越してしまうと、歯ぎしりや食いしばりを引き起こす原因になります。それが不眠の原因になることは、第1章でお話ししたとおりです。

しかし、先ほど書いたようにかみ合わせによって交感神経の緊張がおさまり、自律神経のバランスが整えば、夜、副交感神経が優位になって、睡眠がよくなり、消化器官も働いて、朝、頭もお腹もスッキリ目覚められるわけです。

図23　交感神経と副交感神経が働いた時の体の状態

※「→」は亢進しすぎた時の状態

	交感神経	副交感神経
瞳孔	大きくなる	小さくなる
涙腺	涙の分泌が減る	涙の分泌が増える
唾液	減る→のどが渇く	増える
胃液	分泌が減る	分泌が増える
胃腸の運動	動きが減る→便秘	動きが増える→下痢
気管	広がる	狭くなる→喘息
筋肉	緊張→肩こり、腰痛	弛緩→脱力
心拍数	増える	減る
心筋の収縮	強く収縮	弱く収縮
末梢の血管	収縮→血圧上昇、冷え	弛緩→頭痛、ほてり
皮膚	縮む	広がる
血圧	上がる→高血圧	下がる→低血圧
呼吸	促進	抑制
膀胱・直腸の筋肉	尿・便をためる→便秘	尿・便を出す→下痢
肛門の筋肉	便を出さない	便を出す
痛みの感じ方	きつい	やわらかい
白血球	顆粒球増加→炎症	リンパ球増加→アレルギー
脳・神経	興奮→イライラ	鎮静→落ちこむ
子宮	縮む	広がる

夜間の歯ぎしりやかみしめ、食いしばりを防ぐには、昼間のかみしめぐせをやめるようにすることです。また、矯正治療をして奥歯のかみ合わせが良くなると、夜間の歯ぎしりや食いしばりを抑えることができます。

舌小帯短縮症《ぜっしょうたいたんしゅくしょう》（舌癒着《ぜつゆちゃく》症《しょう》）も、不眠の原因になります。舌小帯は、舌の裏側についているヒダのことです。これが厚くて短いと舌の動きが悪くなって、舌小帯が萎縮してきます。

通常、口を閉じているときは、舌の先は上顎についています。しかし舌小帯が短いと、舌は下顎にあり、大きく広がっています。すると、寝ているときに気道をふさぎ、呼吸が苦しくなって眠れなくなります。

また、舌小帯が短いまま成長すると、舌が下の歯を押し出して受け口になったり、歯並びが悪くなることもあります。そういうケースでは、早めに舌小帯を切る治療を行います。

矯正治療を受けていた患者さんで、舌小帯の短い子どもさんがいました。矯正中に舌小帯を切除する治療を行ったところ、呼吸がラクになって夜よく眠れるようになったと、とても喜ばれました。寝ている間に一時的に呼吸が止まる睡眠時無呼吸症候群も、この治療で改善することがあります。

授乳しているときに、赤ちゃんが泣き止まないときは舌小帯短縮症の疑いがあります。舌小帯が短いと、お乳を飲もうとして舌を出したときに、舌の動きが悪くて乳首を吸えなかったり、呼吸が苦しくてお乳が飲めなかったりするのです。赤ちゃんは泣くことでしか身の危険を知らせられませんから、泣き止まないときは注意してください。呼吸ができなくなって、突然死を起こす危険もあります。

舌小帯短縮症は、なるべく子どものうちに見つけて、舌小帯の治療をするか、舌小帯を伸ばすトレーニングを行います。

また、歯並びを治すと、下顎が後方に落ち込まなくなり、さらに舌が動きやすくなって舌小帯の癒着が改善し、呼吸がラクになります。

歯を治しても治らない不定愁訴がある

歯並びを治すといろいろな症状が改善しますが、すべての不定愁訴が、歯並びの治療で治るわけでありません。かみ合わせが原因ではない不定愁訴もありますから、歯並び・かみ合わせを治しても症状が取れないときは病院を受診し、検査や治療を受けることも大事です。別の病気が隠れていて、そのために不定愁訴が起きていることもあります。

たとえば心臓疾患のある人は、左の肩がこって左の指先までしびれることがあります。また、肝臓や胆嚢に疾患がある場合は、右の肩がこったり、右手がしびれたりします。歯に原因があればこれらの症状は消えますが、内臓疾患があって、それによって出ている症状なら、歯をいくら治療しても良くなることはありません。

しかし、歯の治療が一つの鑑別診断になります。歯並びをしっかり治しても良くならなければ、ほかの病気を疑うきっかけになります。

また、歯やかみ合わせが原因で不定愁訴が起きていたとしても、その状態が長く続くうちに、付随的にほかのところも悪くなって、症状が重症化したり、複雑になっていることも少なくありません。そういう場合も、歯並びの治療だけではなかなか良くなることはないでしょう。症状が軽くなったり、体がラクにはなることはありますが、症状を完全に取りきるのはむずかしくなります。

私は、そういう患者さんをもっと良くしたいと思い、これまで歯科治療以外のいろいろなことを勉強してきました。東洋医学や代替医療を学ぶようになったのも、本気で患者さんの不調と向き合いたいと思ったからです。

図24 デルマトーム

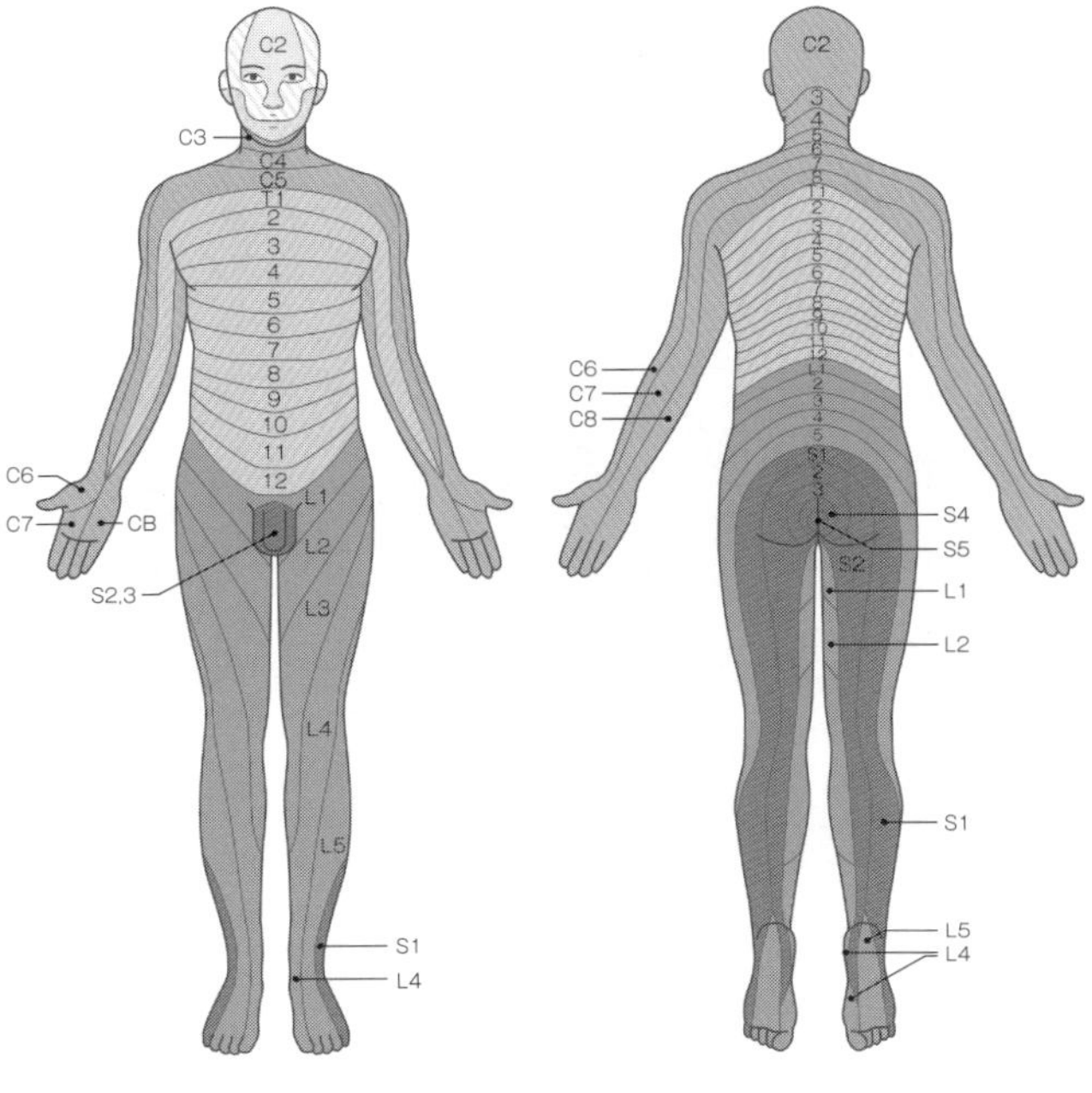

脊髄神経は皮膚感覚を支配している。
脊髄はそれぞれ番号がつけられていて、
何番の脊髄が皮膚のどこを支配しているのかを示す。

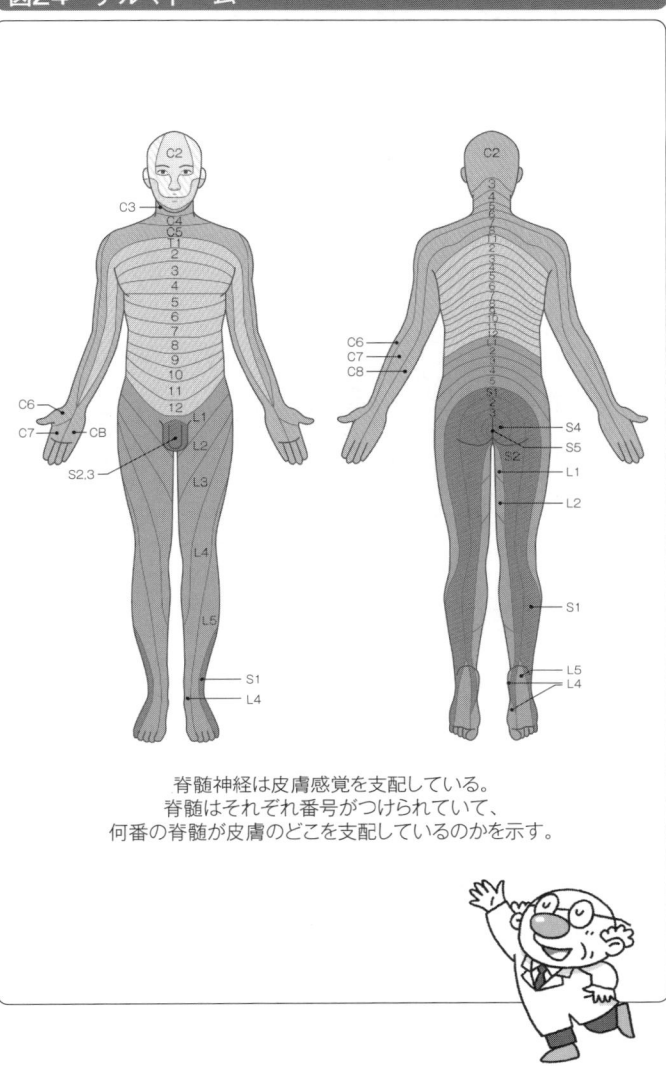

東洋医学（鍼灸治療《しんきゅう》）を学んでわかったこと

思い返せば、昔から東洋医学には関心がありました。矯正治療をするようになって、歯科だけでは理解できない、不思議なことをたくさん経験するようになったからです。

たとえば、歯をちょっと削っただけで立ち上がれなくなったり、反対にちょっと高さを高くしたらスタスタ歩けるようになる患者さんがいました。かみ合わせを治して、「先生、体がラクになりました」と言われることもよくありました。歯をさわると、確かに体は反応します。しかしそれがなぜなのか、西洋医学ではなかなか解明できませんでした。

そこで、30代の頃から鍼灸《しんきゅう》の講習会に出るようになりました。講習会では、鍼《はり》治療だけでいろいろな症状が簡単に治るのを目の当たりにしました。

そんな経験もあって、その後本格的に東洋医学を勉強し、鍼灸師の国家資格を取りました。

矯正歯科医にできることは、歯並びという形態を治すことです。直接、肩こりや頭痛や不眠といった症状を治すことはできません。しかし、歯をさわると不定愁訴が良くなったり悪くなったりすることは経験していましたから、なぜなのか。それをもっと追求したかったのです。

東洋医学を勉強して、腑に落ちることもありましたが、逆に東洋医学の限界も知りました。しかし東洋医学と西洋医学の両方の目で患者さんを見ることで、矯正治療に対するアプローチはずいぶん変わりました。患者さんの症状を、歯からだけでなく、全身から俯瞰《ふかん》するようになり、その一環として歯並びの治療を位置づけるようになったのです。

いま、矯正治療だけではどうしても良くならない不定愁訴には、患者さんのご希望に応じて、東洋医学や代替療法を併用することがあります。それによって、いままで以上に患者さんの不調が改善するようになったことを実感しています。

コラム

ＹＮＳＡ頭鍼《とうしん》療法（山元式新頭鍼療法）について

不定愁訴には、末梢の問題（歯並び）とその経路（頭蓋骨の穴）及び中枢（脳）の問題が考えられます。

歯の矯正により末梢からの問題を解決し、経路にある頭蓋骨の穴の状態を改善しても、中枢の脳から問題を起こしている場合があります。

それは、末梢が治っても脳が最初の痛みをずっと障害があるとカン違いし続けて、痛みや痺れ、麻痺を覚え続けて発症していることがあるからです。

その場合には、咀嚼筋などの頭のツボを針で刺鍼することで、不定愁訴のみならず全身のあらゆる痛みや痺れ、麻痺を解消することができます。

それがＹＮＳＡ頭鍼療法です。私は、最近このＹＮＳＡ頭鍼療法も併用して治療を行っております。

東洋医学でも歯は健康のかなめ

これまで、歯やかみ合わせがいかに健康にとって大切なものか述べてきましたが、東洋医学でも歯は非常に重要なものとして捉えられています。少し脇道にそれますが、東洋医学では歯がどのような存在なのか、簡単に述べておきましょう。

東洋医学には「五行説」という考え方があります。これについて述べると一冊の本では足りないくらい深い内容になってしまいますが、さわりを簡単にお話しすると、万物は木火土金水という五つの要素（五行）で成り立っており、五行の相互間には相性のよい「相《そう》生《せい》」と、相性の悪い「相克《そうこく》」という関係があります。

歯は五行で見ると水であり、臓腑でいうと腎です。腎は水をつかさどる臓器で、西洋医学でいう腎臓の役割もありますが、もう一つ大きいのは、先天の精を宿す臓器であることです。「精がつく」という言葉があるように、精は生命エネルギーのようなもので、元気

図25　陰陽五行説の図

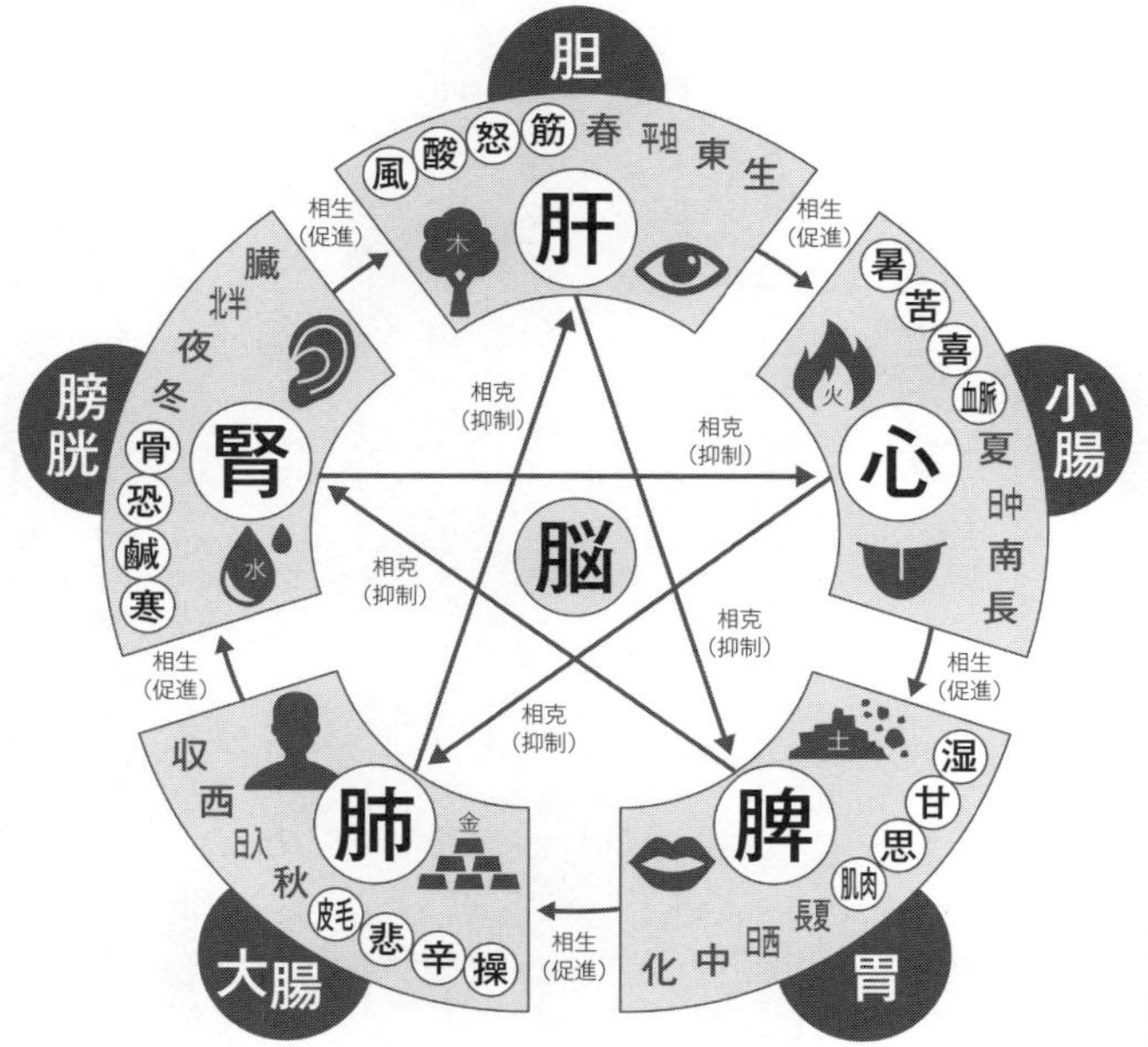

のもとです。

精には両親からもらった先天の精と、誕生以降呼吸や食べものからつくられる後天の精があります。後天の精は先天の精を補給して、エネルギーを充足します。しかし歳をとって先天の精が少なくなると、元気がなくなり、歯が抜けたり耳が遠くなったり、髪が白くなります。このように、老化は腎の症状なのです。

逆に言えば、歯を抜いたり耳を痛めると、腎が弱ってエネルギーが減少していきます。腎臓は左右に二つあり、形も左右対称ですが、機能は異なります。右の腎は「命門《めいもん》」といって、その人の命を預かっているところであり、命門の火（命の種火）が消えるとき、命がなくなると言われています。

歯は生命活動と深く関わっており、歯で腎をコントロールできるのです。すなわち、歯をしっかりかませて腎がきちんと働けば、体内の水分が動き、それにともなって気や血液も全身をめぐるようになりますから、健康になれるのです。そういう意味でも、歯は大事です。

お口の汚れが腸を汚す

健康を保つためには、歯並びを治すと同時に、口の中を菌から守ることも大事です。口は食べものの入り口ですが、同時にばい菌の入り口でもあります。成人の口の中には、300～700種類の細菌が生息していると言われています。その数は、よく歯みがきをする人で1000億～2000億個、磨かない人では、なんと、1兆個もあるそうです。

「川の上流が汚いと、下流に魚が住まない」ということわざがあるように、お口の中が汚れてばい菌だらけだったら、その下流にある腸も汚れています。

腸は非常に重要な臓器で、ここから消化されたたんぱく質や脂肪や糖質が体内に吸収されていきます。腸が汚れていると、腸内細菌のバランスは悪くなり、汚れたものが腸から吸収されて、結果的に血液も汚れてしまいます。それが全身をめぐれば、全身の健康に影響します。

脳には、血液脳関門《けつえきのうかんもん》という関所のようなところがありますから、血液が汚れても脳に害になるようなものが脳内に入り込むことはありません。しかし、腸の神経の悪い刺激が脳に伝わることがあるのです。

第1章でご紹介したように、原始の生物は腸管しかなく、腸管には原始的な神経細胞がたくさんあります。腸の神経細胞と脳の神経細胞は相互に影響しあっており、腸の状態が

図26　歯ぐきのツボ

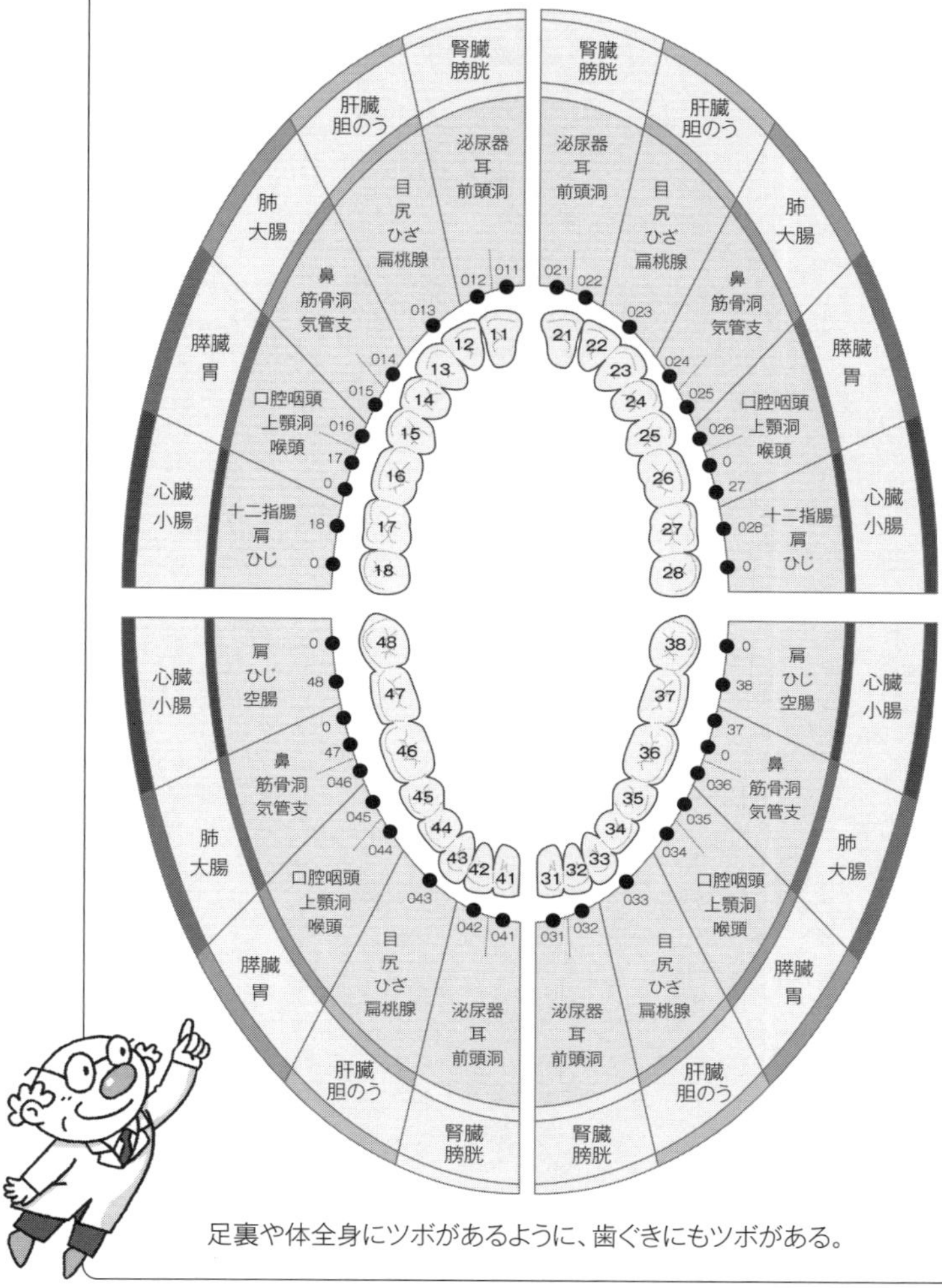

足裏や体全身にツボがあるように、歯ぐきにもツボがある。

悪いと、腸神経の異常な刺激が脳に直接伝わってしまうのです。

いま懸念されているのは、心の病気への影響です。腸神経の異常な刺激が脳に伝わって神経をイライラさせたり、抑うつ的な症状を招くことがあると言われているのです。実際にうつ病のような心の病気の人は、腸の働きが悪い人が多いそうです。

腸は、植物で言えば根っこです。根が腐れば、植物は枯れます。それと同じように、腸の状態が悪くなれば、あらゆる障害が起きる可能性があるのです。

その原因をたどると、口に行き着きます。口の中が細菌だらけの人は、口の中から咽頭を通って腸まで、ずっと汚れています。下流をきれいにするには、まず上流の口からきれいにしなければならないのです。

お口の中の菌を減らす特別のうがい水（次亜塩素酸水）

最近は口の中の菌が血流に乗って全身に回り（これを菌血症《きんけつしょう》といいます）、体のどこかで感染症を起こしたり、動脈硬化を誘導する物質を出して血管壁にプラークをつくることがわかって、口内細菌が問題視されています。そのプラークがはがれて脳や心臓の血管に飛ぶと、血管が詰まって脳梗塞や心筋梗塞を起こします。

ほかにも、糖尿病や誤嚥性《ごえんせい》肺炎、関節炎、腎炎、メタボリックシンドロームなどに口内細菌の関与が指摘されています。

ですから、医療機関も、合併症や感染症を防ぐために、口腔ケアに力を入れるようになってきました。

とくに気をつけていただきたいのが、インプラント治療を受けた人です。インプラントを埋めると、その周辺の穴から菌が血管に垂れ流され、全身に菌が回り危険です。ですから、インプラント治療を受けた患者さんは、より完璧に毎日毎日口の中を清潔に保ち続けていく必要があります。これは特に高齢者になるととても難しいのです。

私は、矯正治療で歯を動かしている時や、虫歯、歯周病を予防するために、当院で作った特別のうがい水を患者さんに使ってもらっています。

それは、生体内で白血球がばい菌を殺すときに出すものと同じ、次亜塩素酸《じあえんそさん》を使ったうがい水です。不純物を取り除いた「超純水」に、安全性の確認された塩化ナトリウムを入れて専用の機器で電気分解し、途中でpH調整すると、血液と同じpH7・4前後の中性域で1800ppmという高濃度の次亜塩素酸水ができます。これは薬品や人工物をいっさい加えていない、天然で純正の次亜塩素酸水です。これを、使う人によって、少し薄めて処方します。

お口の中でうがいをする場合、歯は酸性では溶けてむし歯に、粘膜はアルカリではただれてしまいます。ゆえにpH7前後の中性領域でなければ使用することは危険です。この中性領域にする処方が難しいのです。

ですから生体にやさしく安全で、しかも大腸菌をはじめとする多くの菌に効く強い殺菌力を持っています。これまで、病原性大腸菌O-157や、院内感染を引き起こす黄色ブドウ球菌（MRSA）、緑膿菌《りょくのうきん》、レジオネラ菌、白癬菌《はくせんきん》、ポツリヌス菌、インフルエンザウィルス、単純ヘルペスウィルスなど、多くの菌やウィルスに効果があることがわかっています。

このうがい水が効果があるのは、口の中にできたバイオフィルムに染み込んで、バイオフィルムの中にいる菌を殺すからです。バイオフィルムは細菌や細菌の出す粘着物などによって構成された膜状のフィルムで、この中に虫歯菌や歯周病菌などの口内細菌が棲み着いています。

しかし、バイオフィルムは歯みがきでは壊れません。ですから、いくら念入りに歯みがきをしても、バイオフィルムがある限り虫歯はなくなりませんし、歯周病も進行していきます。

また、バイオフィルムは、唾液や抗菌剤を通しません。唾液や抗菌剤は歯や舌の表面についた菌は殺しますが、バイオフィルムの中の菌を殺すことはできないのです。高濃度で中性の次亜塩素酸水だけが、中に染み込むことができるのです。

次亜塩素酸水という名前で売られているうがい水もありますが、多くは次亜塩素酸ナトリウム水です。これは弱アルカリ性なので、うがいをすると、人によっては口の中がただれることがあります。

中性の高濃度の次亜塩素酸水で毎日うがいをしていると、仮に週に一回しか歯みがきをしなくても、虫歯になることはめったにありません。ちなみに、細菌は夜寝ている間に大量に繁殖しますから、うがいも歯みがきも、夜寝る前と朝起きたときに行います。

そうならないように、食事の後ではなくて朝起きてすぐに歯をみがきます。菌を少ない状態にして朝ごはんを食べれば、そんなに虫歯になることはありません。食べた後は、うがいをすれば食べカスはきれいになります。食べる前にみがけば、食事の味も変わりませんし、食事中に唾液もたくさん出てきます。

また、できたら、毎日朝晩、次亜塩素酸水でうがいをしてください。そうすれば、虫歯予防はほぼ完璧です。

ちなみに犬が虫歯になりにくいのは、唾液の成分が豊かだからです。人間には唾液アミラーゼがあり多糖類を二糖類に分解して、舌の味蕾《みらい》で味わうシステムがありますが、犬は味覚がないので、糖を分解できません。そのため、二糖類を好む虫歯菌がほとんどいないのです。

コラム

歯をみがいてもなぜ虫歯になるのか

「毎食後必ず歯をみがいているのに、虫歯になってしまった」――。こんな声を聞くことがあります。歯をみがいても虫歯になるのは、歯みがきの仕方が正しくないからです。みがいていない舌にも、ばい菌がたくさんいます。

虫歯の原因はミュータンス菌という虫歯菌ですから、虫歯を防ぐには、できるだけ虫歯菌を減らすことです。

虫歯菌を始めとする口腔内細菌は、夜中に増殖します。ですから、朝起きたときは口の中は細菌だらけです。そこに朝食の糖が入ってきたら、虫歯菌は大喜びです。ゆえに、しっかりとした歯みがきをするタイミングは、食後ではなく、朝起きてすぐと夜寝る前です。消化酵素の唾液アミラーゼが止まるので、食後の歯みがきはエチケット程度で軽くみがきましょう。

筋肉のバランスを整えるストレッチボード

顎関節症《がくかんせつしょう》は、かみ合わせの崩れだけでなく、間違った筋肉の使い方でも起こります。下肢の筋肉が硬くなってバランスが悪くなると、全身の筋肉が硬くなり、その影響は顎関節にも及んできます。

筋肉の緊張からくる上行性《じょうこうせい》の顎関節症に有効なのが、ストレッチボードです。私の経験では、顎関節は足の関節と連動しているようで、足の関節をゆるめて、下腿三頭筋《かたいさんとうきん》（ふくらはぎの筋肉）が柔らかくなると、顎関節もゆるんできます。これは、筋肉は本来脊髄反射で縮まろうとしています。それをガンマ繊維がゆるめているのです。ストレッチで、脳からの指令のガンマ繊維の許容範囲が広がるためと考えられます。

この下腿三頭筋をゆるめるのが、ストレッチボードです。20度か30度の斜面板に乗ってふくらはぎを伸ばすと、緊張していた全身の筋肉が全部ゆるんできます。硬直していた筋肉がゆるむと、痛みも消えます。

また、体が重力に合わせて左右対称になろうとするので、下半身の筋肉のバランスが整います。こうして筋肉がゆるみ、バランスが取れるので、顎関節が正しい位置に戻りやすいのです。

ストレッチボードは自分の体重を使って伸ばしているので、体に無理な負担をかけずにふくらはぎの筋肉を伸ばせます。

顎関節症のある人がこのストレッチボードに毎日乗っていると、自然に顎関節の機能が改善して、6か月後、1年後に顎関節症が治ってしまうことがあります。また予防としても最適です。

また、いつも交感神経が緊張していると、筋肉も過緊張になります。その状態が続くと顎周辺の筋肉も緊張して、顎関節症になることがあります。これは歯並びが原因というよりも、自律神経のバランスが悪くて起きるものです。こういう、時間をかけてジワッとなった顎関節症には、ストレッチボードがとくに有効です。

ストレッチボードに乗ると、重力にそむかない自然の姿勢がとれるので、バランスが偏らなくなります。ですから、毎日5分でもストレッチボードに乗ってバランスをリセットすると、かみ合わせが安定するようになります。

人間の体は色にも反応するので、ストレッチボードに金色等を使い、東洋医学的な色の力も利用しています。

コラム

自分でかみ合わせを調整する

体に不調がある人は、歯のかみ合わせの高さがずれていないか、自分でチェックし、自分でかみ合わせを調整できます。

◎片足ジャンプ　裸足でまっすぐ立って歯をかみ合わせます。そのとき、左側のかみ合わせが低く、右側が強く当たるようなら、左側の足で20秒間片足ジャンプをします。すると左側が少し高くなって、左右の高さがそろいます。右側が低く、左側が強く当たるときは、右足でジャンプします。歯は非常に繊細で、当たり方も微妙ですが、その微妙な調整が片足ジャンプでできるのです。かみ合わせに違和感のある人は、試してみるといいでしょう。

◎**ノルディックウォーキング**　体のバランスを整えるのに、両手にポール（ストック）を持って歩くノルディックウォーキングも有効です。動物は四足歩行で、バランスよく歩くことができます。ところが、二足歩行になった人類は、肩甲骨まわりの筋肉を使わなくなり、体のバランスをとりにくくなりました。そのため、体がゆがみやすくなったのです。ノルディックウォーキングは、手をついて歩いているのと同じ状態で、肩甲骨周辺の筋肉も股関節周辺の筋肉も同じように使いますから、体のバランスが整いやすいのです。

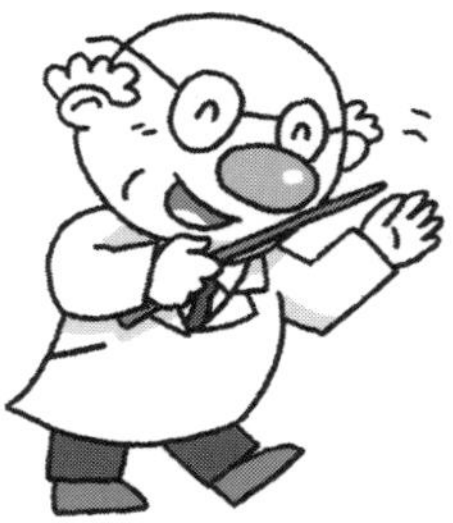

第3章

健康な歯を抜かない、再発しにくい矯正治療

矯正治療はメスを使わない内科的治療

私は、歯医者の家に生まれながら、子どもの頃から歯医者が嫌いでした。歯を抜いたり削ったりして痛い思いをするので、いつも友だちから、「歯医者はひどいことをする」と言われ続けていたからです。

長じて歯科医師を志してからも、歯を削ったり抜いたりするのは好きではありませんでした。しかし歯科治療は、基本的には外科的治療です。虫歯菌に侵されたところを削り、歯の根っこまで進行した虫歯は抜き、歯ぐきを切って歯周病の治療を行います。口腔外科に行けば、顎の骨を切除することもあります。

私は、歯やあごを傷つけたり、メスを使う治療はしたくありませんでした。そこで選択したのが、矯正歯科でした。

矯正治療は、歯にマウスピースやブラケットとワイヤーでできた様々な種類の矯正装置をはめて歯を動かし、歯並びを治す治療です。かみ合わせの崩れを、メスを使わず内科的に治すので、歯を削ったり抜いたりすることは基本的にありません。クラウンや入れ歯などの補綴治療でかみ合わせや歯並びを治す矯正もありますが、こうした人工の補綴物で歯並びを治すのは、切った指にプラスチックの指を付け足すような治療と同じ発想で、私にはなじみません。

メスを使う外科的治療は、生体にダメージを残します。歯も同じで、歯を削ったり抜いたりすれば、臓器としての機能が低下するだけでなく、体のどこかにひずみが出てきます。しかし、体を傷つけることのない内科的治療なら、そうしたダメージを最小限にとどめられます。

従来の健康な小臼歯を抜く治療は…

しかしその当時から現在に至るまで、矯正歯科では親知らず以外に、第一小臼歯（まれに第二小臼歯）を4本抜く治療が主流でした。

この抜歯矯正の流れは、アメリカから来たものです。アメリカでは100年以上前から矯正治療が行われており、当初は「非抜歯矯正」が主流でしたが、その後「抜歯矯正」派が台頭し、第一小臼歯を抜く治療が矯正歯科を席巻してしまったのです。

日本に矯正歯学が入ってきたのはそのしばらく後で、アメリカに追随する日本は、当然抜歯する治療が主流になりました。

それにしても、32本（親知らずを除くと28本）ある歯の中で、なぜ第一小臼歯を抜くことになったのでしょうか。その理由はいろいろ考えられますが、やはり大きかったのは、簡単に、しかも劇的に見た目が変わるからでしょう。

前歯をきれいに見せるためには、正面から中切歯、側切歯、犬歯の6本がきれいに並んでいることが必須条件です。この前歯をきれいに並べるためには、犬歯のすぐ後ろにある第一小臼歯を抜くのがいちばん簡単です。

当時は、まだそれほど歯の研究が進んでおらず、1本1本の歯の役割も詳しくわかっていませんでした。第一小臼歯の後ろには第二小臼歯もありますから、小臼歯を1本くらい

（実際は全部で４本ですが）抜いても、それほど影響はないと考えられたのでしょう。

実際に第一小臼歯を抜いて矯正をすると、前歯がダイナミックに動き、見た目が劇的に変わります。したがって患者さんの満足度が、その時だけは非常に大きいのです（のちのちには様々な問題が出てくることがあります）。

治療をする歯科医師にとっても、技術的にそれほどむずかしくはなく、患者さんにも説得しやすいものでした。第一小臼歯を抜くことは、患者さんにとっても歯医者にとっても、非常に好都合だったのです。

矯正治療で第一小臼歯を抜くことを、「便宜抜去」と言います。「便宜」とは、「その場の都合のよいように、とりあえずものごとを処理するさま」と広辞苑には書かれていますす。便宜抜去はまさにそのとおりで、小臼歯は都合がいいから抜かれていたのです。けっして、それが健康によいわけではないのです。

歯科には、医学的に必要だから歯を抜く「必要抜去」もありますが、矯正治療における小臼歯抜去は「必要抜去」とは言われないことからも、小臼歯を抜くことの必然性はゆらいできます。

小臼歯の大事な役割

第一小臼歯を抜くというアメリカの抜歯矯正の流れに異を唱えたのが、ヨーロッパの医師でした。その一人、オーストリア・ウィーン大学補綴学教授だったスラバチェック博士も、口腔学の研究を重ねるなかで、第一小臼歯にも次のような大きな役割があることを発見したのです。

①後方へのストッパーとなり、顎関節を守る
②かみ合わせの基準点になり、下顎を安定させる
③歯と顎関節のバランスをとる
④正しい歯ぎしりのために必要
⑤広い咬合面を維持する
⑥顔貌が変わる

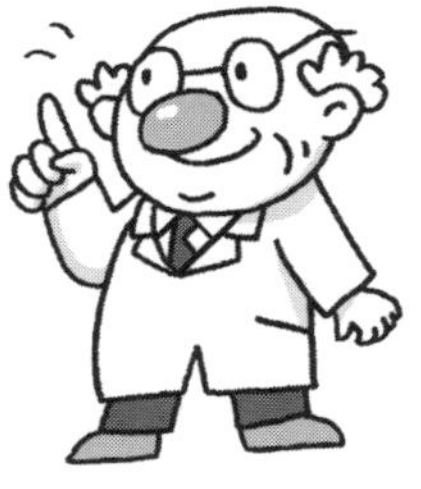

このように、第一小臼歯にも大事な役目があるのです。

第一小臼歯は前歯と奥歯をつなげる橋渡しの歯として、なくてはならない歯です。この歯があるからこそ、前歯はあるべき形のカーブを描き、奥歯は大きく広い咬合平面を形づくれるのです。

こうした小臼歯の役目を知れば、簡単に抜くことはできません。まして、それは健康な歯です。歯は、一度抜いたら二度と生えてこないのです。

別の矯正歯科で健康な小臼歯を抜いて矯正した患者さんが、調子が悪くなって当院に再矯正に来られることがあります。その場合、奥歯を立ててスペースを作ると、小臼歯を抜いた分、スペースが空くことがあります。そこを補綴的に補う必要が出てきます。

小臼歯だけでなく、どの歯にも、その歯にしかできない役目があります。そしてどの歯が欠けても、かみ合わせは悪くなり、かむ機能は低下します。ですから、極力歯を抜かないで矯正する。それが歯科医師の誠意だと、私は思っています。

再発する原因を探っていくと

昔から、矯正治療を受けると、「後戻り」という現象が起きるとよく言われていました。後戻りとは、矯正後ジリジリと歯が動いて、もとの状態に近い歯並びに戻ってしまうことです。直裁に言えば、また歯並びが悪くなってしまうことです。

これは、医科の言葉を借りれば「再発」です。がんと診断されて、手術で病巣を摘出したのちに、がんが再発することがあります。それを後戻りとは、けっして言いません。

なぜ後戻りが起きるのでしょうか。それは、原因が完全に除去されていないからです。がんも、がん細胞を完全に取りきっていなければ、再発の可能性が高くなります。

この後戻りの原因を追求して、健康な歯を抜かない矯正治療の道を拓いた先生がいます。私が師と仰ぐ、神奈川歯科大学の元学長、佐藤貞雄先生です。

佐藤先生は、後戻りをしたたくさんの患者さんに接して、患者さんの過去のデータをすべて調べました。

するとそこに一つの共通点を見つけました。どの患者さんも、奥歯が倒れていて、それによって歯並びが悪くなり、第一小臼歯を抜いて矯正治療していたのです。

後戻りが起きるのは、歯並びを悪くしている真の原因を除去していないからではないか。これが、あとで述べる佐藤理論の出発点でした。真の原因とは、もちろん奥歯が倒れていることです。原因を除去しなければ再発するのは当然のことです。

「倒れた奥歯が不正咬合の原因」という佐藤先生のこの発見は、私にとっても目から鱗が落ちる思いでした。まさか不正歯列の原因が奥歯にあるとは、当時、だれも思っていなかったでしょう。

この佐藤先生との出会いが、私の大きな転機になりました。この出会いがなければ、私は現在自身が行っている矯正治療の道を歩むことができず、矯正医として挫折していたかもしれません。

佐藤理論との出会い

佐藤先生はその後も研究を深めていき、頭蓋骨や側頭骨、顎関節などと歯の関連を調べ、咬合平面、つまりかみ合わせが何よりも大切だという考えに至りました。咬合は人によってそれぞれ異なりますが、基準はすべて頭の中、頭蓋骨にあることを突き止めたのです。

当時の私は、歯だけを基準に、矯正治療を考えていました。しかし歯だけを見るのではなく、生体全体から矯正を考えなければならない。顎関節も側頭骨もみんな動くものだから、それを考えて治療しなければならないということを佐藤先生から教わったのです。

言い換えれば、見た目をきれいにするために歯を削ったり抜いたりするのではなく、きちんとしたかみ合わせ（咬合平面）をつくること。その基準は歯ではなく、顎関節にあったのです。そこまでわかってきましたが、ではその先どのような治療をしたらいいのか、佐藤先生もまだ研究途上でした。

そんなときに、佐藤先生は、健康な歯を抜かない治療を行っている米・ボストン大学のキム先生と出会います。キム博士は、傾斜した歯を起こしたり、上下関係の位置を移動できるループが多くついたワイヤー方式の矯正システムの開発者としても有名です。

同じ頃、ウィーン大学のスラバチェック教授と出会い、教授の人間口腔学にふれて自分の理論に確信を持つようになりました。

健康な歯を抜かない矯正治療を模索していた私は、佐藤先生の研究会に入り、佐藤先生から直接理論を学び、それに基づく抜かない矯正治療の基本技術を体得しました。それが、現在の私の矯正治療の基礎になったのです。

健康な歯を抜かない、再発しにくい矯正治療を目指したい

歯並びの悪いことを、「不正歯列」と言います。これはかみ合わせが悪い「不正咬合」と違って外から見えるものですから、歯科医師だけでなくだれにでもわかります。

歯並びの異常には、上顎前突《じょうがくぜんとつ》（出っ歯）、下顎前突《かがくぜんとつ》（受け口）、叢生《そうせい》（乱ぐい歯や八重歯）のほかに、前歯が開いた開咬《かいこう》、前歯の中央に隙間のある正中離開《せいちゅうりかい》、上の歯が下の歯にかぶさる過蓋咬合《かがいこうごう》（ディープバイト）などがあります。

どのような形の不正歯列であっても、基本的な治療は変わりません。私が行っている健康な歯を抜かない矯正治療は、咬合平面と顎関節のテコの原理を考慮しながら奥歯を起こして、乱れた歯並びを少しずつ、三次元的に元の位置に戻す治療です。

歯並びが悪くなる主な原因は奥歯の傾きですから、奥歯を起こしてスペースを作り、そこに歯並びをきれいに並べます。この方法だと、必然的に第一小臼歯を抜く必要はなくなります。

また、奥歯がまっすぐ立てば、奥歯によって押し上げられたり垂れ下がっていた咬合平面も修正できます。それによってかみ合わせが正しくなり、出っ歯や受け口、叢生などの不正歯列が改善します。

このように私がしている矯正治療は、原因を取り除く原因除去療法ですから、従来のような「後戻り」と呼ばれる再発もほとんど起きにくいと思います。

最近は、小臼歯を抜かないで歯列治療をしている矯正医も増えてきました。しかし、考え方や手法は、矯正医によって異なります。ほかの歯を抜かない矯正医が、必ずしも私と同じ考えや手法で矯正治療を行っているわけではありません。奥歯の傾きには手をつけない歯列治療もあります。ですから、その矯正医がどういう考えの矯正治療をしているのか、あらかじめ患者さんが調べておくことも必要でしょう。

矯正治療は、1年から長くて3年というように、長期にわたる治療です。かかる費用も安くはありません。一度矯正に入ると途中でやめるのはむずかしいので、治療を始める前にしっかり説明を聞くことも大事です。焦って始めることはありません。よく考え、納得がいったら治療に入りましょう。

「歯を守ること」と「健康づくり」

私の家は、三代続く歯科医師です。祖父も父も歯科医師でしたし、私の二人の兄も歯科医師をしています。私は子どもの頃から、「歯医者の仕事は患者さんの歯を守ることだよ。悪くなった歯でも1日でも長く歯を残して使えるようにするのが、歯医者の役目なんだよ」という父の言葉を聞きながら、育ちました。

ですから、矯正医になると決め、初めての勤務先で健康な歯を何本も抜く矯正治療を見て、心が折れそうになりました。矯正医をやめようかとさえ思った時期もありました。なぜ歯を矯正するために、健康な歯を4本も抜かなくてはいけないのか。そんな思いを抱えながら、私なりに歯を抜かない治療はないか、ずっと模索してきたのです。

そんなときに出会ったのが、近代矯正歯科の父といわれるアメリカのエドワード・アングル博士の言葉でした。博士が日本人の友人に宛てて書いた手紙が残されています。そこに書かれているのは、私が長年思い悩んでいたことへのまさに回答でした。その手紙から、一部抜粋して引用します。

「抜歯は、非常にまれな症例――1000症例のうち、2症例以下――を除いておすすめしないことになるでしょう。すべての歯を持っているべきであるということを神は意図されており、そして我々矯正歯科医はすべての歯を保存することによって、初めて成功を収めることができるのだ、と私は日に日に確信を深めています。それだけでなく、すべての歯を保存し、かつそれぞれの咬合面を正常で調和した関係に位置づけることによってのみ、顔貌に最高の治療結果を獲得することができるのです」

私がいま言いたいことが、100年以上前に書かれたこの手紙の中に、集約されています。矯正治療の本質を、100年以上も前に、アングル博士は見抜いていたのです。その博士の慧眼に敬意を表するとともに、それが未だに達せられていない現代の矯正歯科医療に失望すら覚えます。

私たち歯科医師は、もう一度アングル博士の言葉をかみしめ、もっと真摯に矯正歯科のあり方を考えなければならないと思います。同時に、患者さんにももっと勉強していただいて、なぜ歯並びを矯正したいのか、ご自身に問いかけ直していただきたいと思います。

コラム

体を温め、治療中と治療後の歯並びを維持

①湯たんぽで、低体温を防ぐ。

②熱や電子を補充して細胞を元気にする。

冷えは万病のもとです。外からは熱を注入するために湯たんぽをおすすめしています。また、内からは熱を発生するミトコンドリアの電子伝達系を活性化するために、マイナスイオン装置を使って電子補充して低体温を改善します。結果、体温が上昇し唾液状態も良くなり歯肉の炎症もおさまり、口腔内が安定します。

図27　細胞の構造

動物の細胞

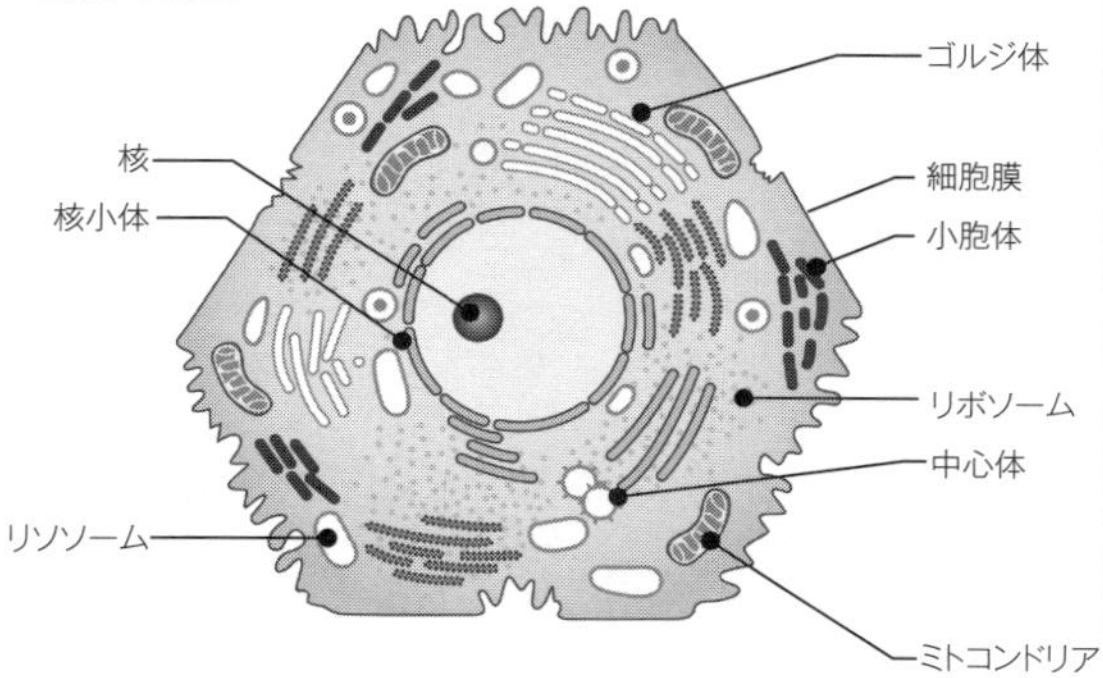

図28　イオン効果

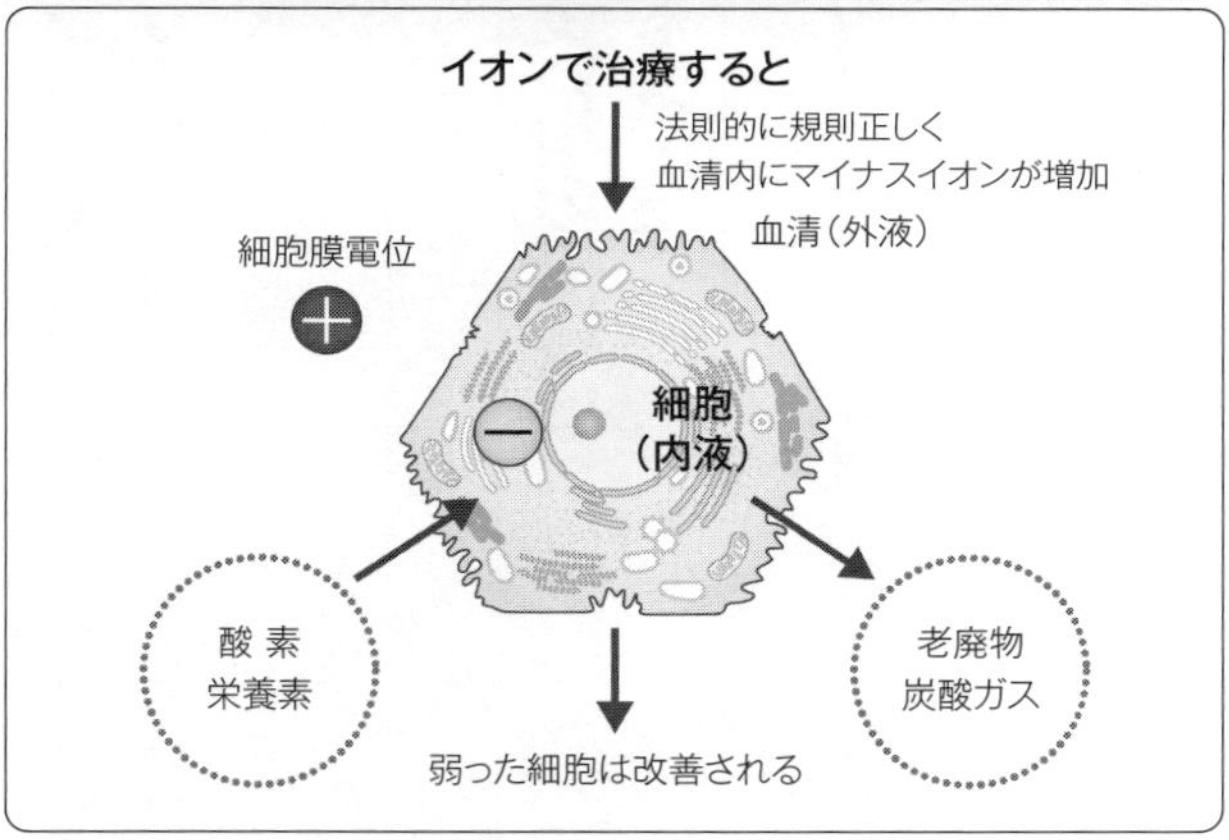

図29　カチオン効果

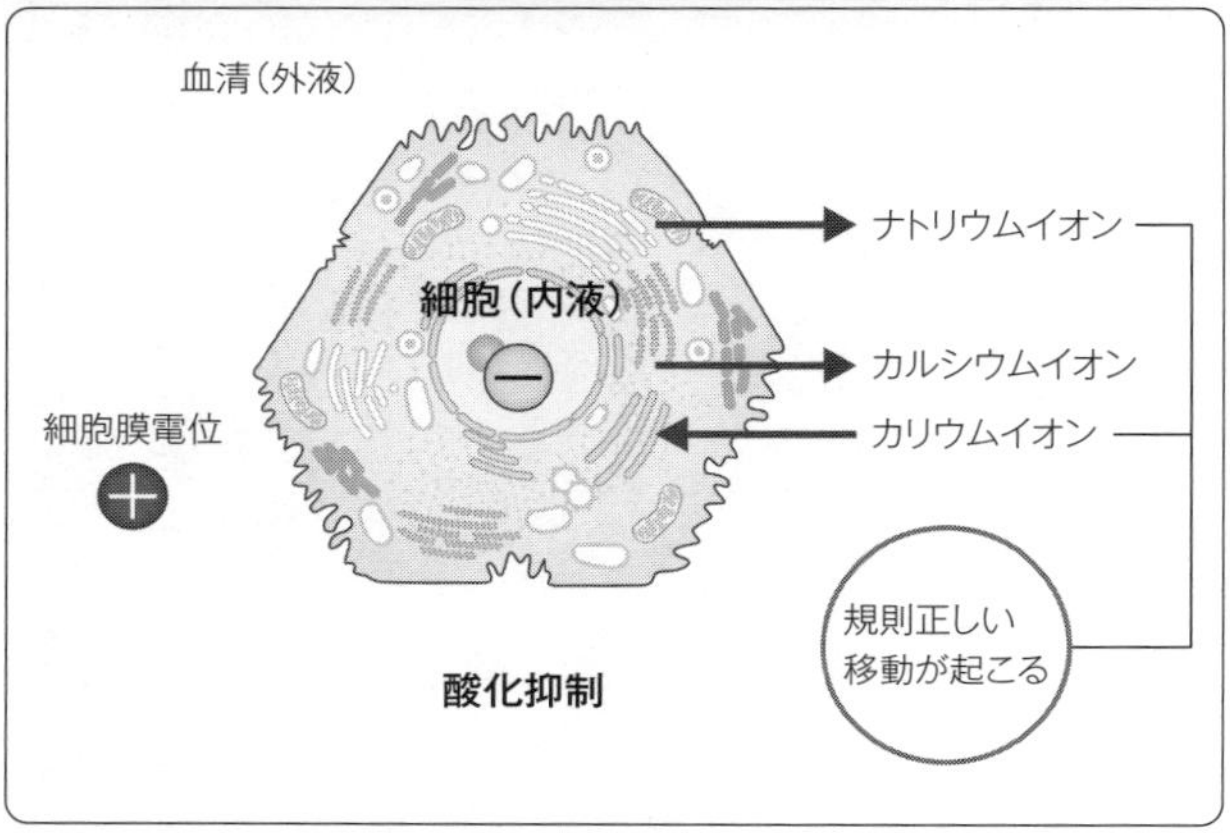

また、マイナスイオンはイオン効果と、カチオン効果によって、さまざまな病気になる原因を細胞レベルから改善していきます。イオン効果では老廃物を出して酸素を取り込み、カチオン効果では細胞のナトリウムカリウムポンプの効率を上げて細胞自体を元気にします。結果、体調が改善していきます。

より良い歯の治療は人生を変える

矯正治療をとおして、私が一貫して考えているのは、形態を治せば機能をコントロールできるということです。私たち歯科医師がさわれるのは、歯並びという形態です。それが生体にマッチした姿に戻れば、機能も改善してきます。特に「咬合平面を正常にもどす治療」です。そうすれば、歯並びによって損なわれていた不調が良くなるのです。

治療後、患者さんに書いていただいたアンケートには、たくさんの喜びの言葉が綴られています。

歯並びがきれいになり、いままで悩まされていた原因不明の不調がなくなれば、人生は大きく変わります。若い患者さんにとっては、どんな選択も可能な明るい未来が拓けてきます。中高年の患者さんにとっては、健やかな老後の生活が見えてくるかもしれません。それは、その人らしい生き方をまっとうするために、欠かせないことです。

もちろん、こうしたことは個人の感想であり、意見ですから、すべての方に保証できることではありません。しかし、少なくとも、未来への可能性は広がっていくものと私自身は思っています。

私が行っている矯正治療は、原理原則に基づく治療で、人生をより豊かに変えうる可能性があります。矯正治療がここまでできるようになったのも、佐藤先生やキム先生、スラバチェック先生たちの地道な研究のたまものです。この技術の恩恵を一人でも多くの方に受けていただいて、ステキな人生を自らの手で勝ち取っていただきたいと思います。

最終章では、抜かない矯正治療で体調が良くなり、新しい人生に踏み出した人たちの症例をご紹介します。

コラム

メタトロン検査について

矯正治療前後に様々な検査を行います。その一つにロシアの波動計側器（メタトロン）があります。これにより、全身状態を把握することができ、歯と頭蓋、さらに全身への調和ができるようになりました。頭鍼治療と併用することで不定愁訴だけでなく、全身の痛みやしびれ・麻痺も消えていきます。

第4章

歯並びを治してキレイになり、体調も良くなった患者さんたちの症例

K・Nさん

顔のゆがみが改善し、肩こりもなくなった

診断	上顎前突・開咬
治療期間	１年９か月
治療開始年齢	49歳
体調の変化	肩こりの改善、疲れにくくなった

患者さんの症状

装置をつけたばかりの頃は、痛くて眠れないこともあったようです。慣れるまで大変でしたが、真面目に頑張ったので、装置が早く取れました。

終わった後、ご主人から「顔のゆがみがなくなった」と言われたそうです。ご自身では気づいていらっしゃいませんが、見た目が変わったので、顔の印象がとても良くなりました。

肩こりがなくなったことは、とても喜んでいらっしゃいました。以前は肩がこってすごくつらかったそうですが、それが取れてラクになり、肩こりが取れた分、疲れにくく、健康になりました。また、必ず歯みがきをする習慣がつきました。

院長コメント

この患者さんのように、開咬のある人は前歯がかめていないので、必ずと言っていいほど肩こりが出ます。後ろしか歯が当たらないと、背中の僧帽筋《そうぼうきん》が腫れて、炎症を起こしやすいのです。また、前歯がかめないと脳の前頭葉（大脳の前部分）に刺激が届かないので、感情的に不安定になることもあります。たとえば、イライラしたりボーッとしたり、無気力になったりします。そういう症状にご本人が気づかないこともありますが、よくかめるようになると、そういう変化も分かってくると思います。

Before

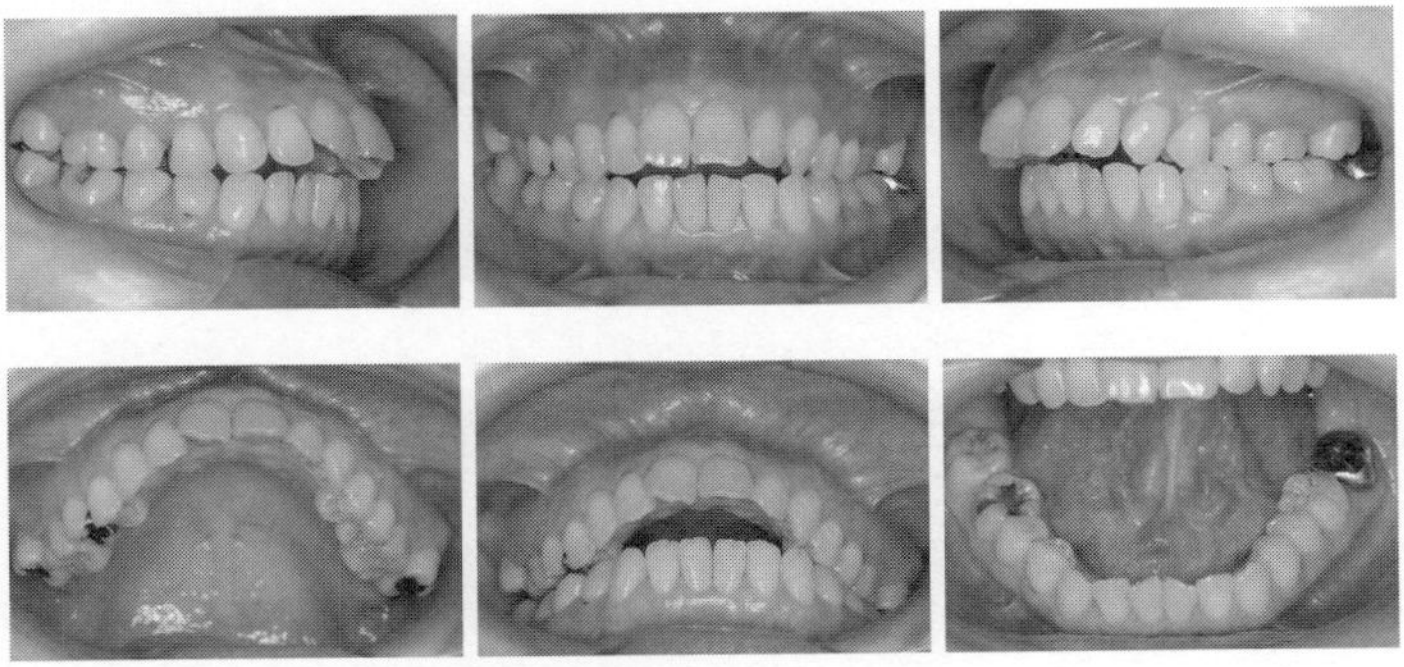

After

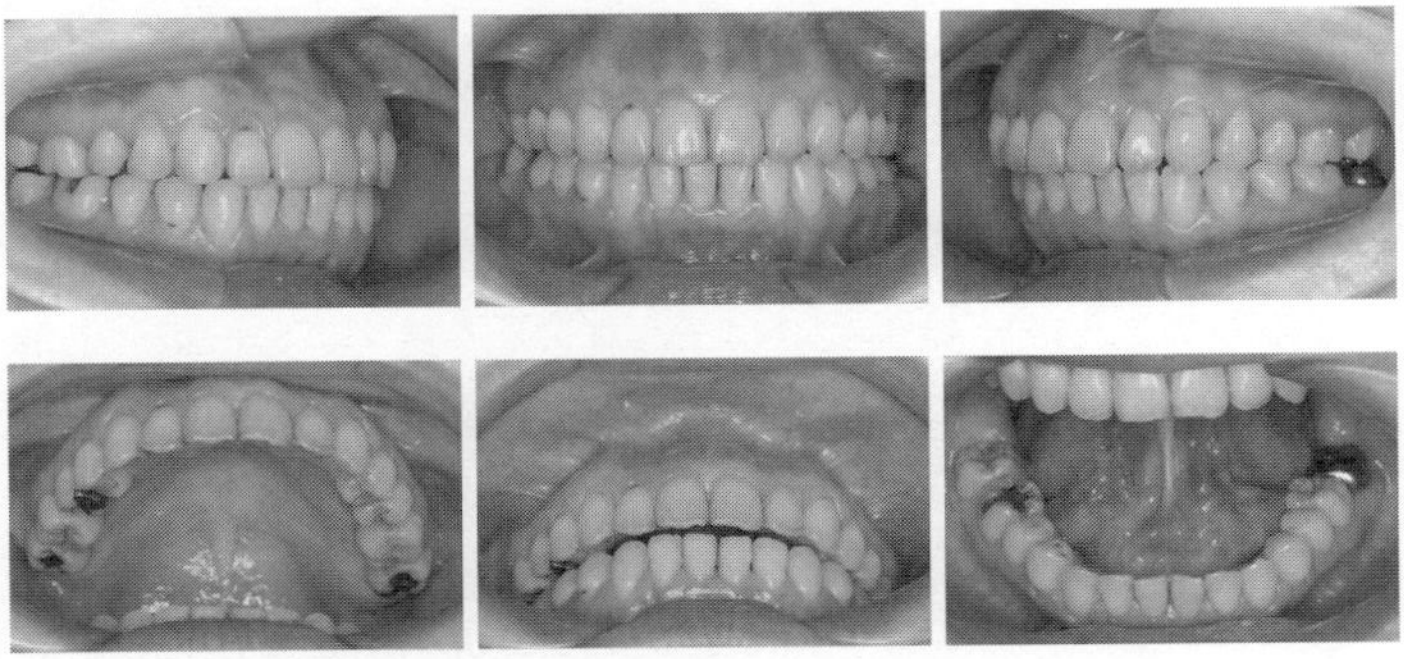

S・Nさん

肩こりや口の渇きが消え、体調が良くなった

診断	叢生、欠損歯
治療期間	1年
治療開始年齢	26歳
体調の変化	肩こり、口呼吸の改善

患者さんの症状

治療が進むにつれてかみ合わせが良くなり、しっかりかめるようになりました。また矯正が完成に近づくにつれて、体調が良くなってきました。治療前は肩こりがあったのですが、だんだん肩こりがなくなり、また、寝ているときの口の渇きがなくなりました。全体的に体調が良くなってきました。

患者さんは、治療前は口内の細菌が疾患を引き起こすことをご存じではありませんでしたが、いまは朝と夜の歯みがきを習慣にし、殺菌水でうがいも欠かしていません。矯正をして、自分の健康を意識するようになったようです。

院長コメント

この患者さんは一見歯並びはそんなに悪く見えませんが、上顎小臼歯が1本欠損しているので、見た目以上にかみ合わせは悪いです。写真では分かりにくいですが、顎が少しズレていますから、その影響が頭蓋骨にも及ぶといろいろな不調が出てきます。

抜けた歯はそのままなので隙間はありますが、歯を正しい位置関係にもどしたので、かみ合わせは格段に良くなっています。ですから体もかなりラクになっていると思います。この患者さんのように、先天的に歯が欠損している人が最近は増えているようです。

Before

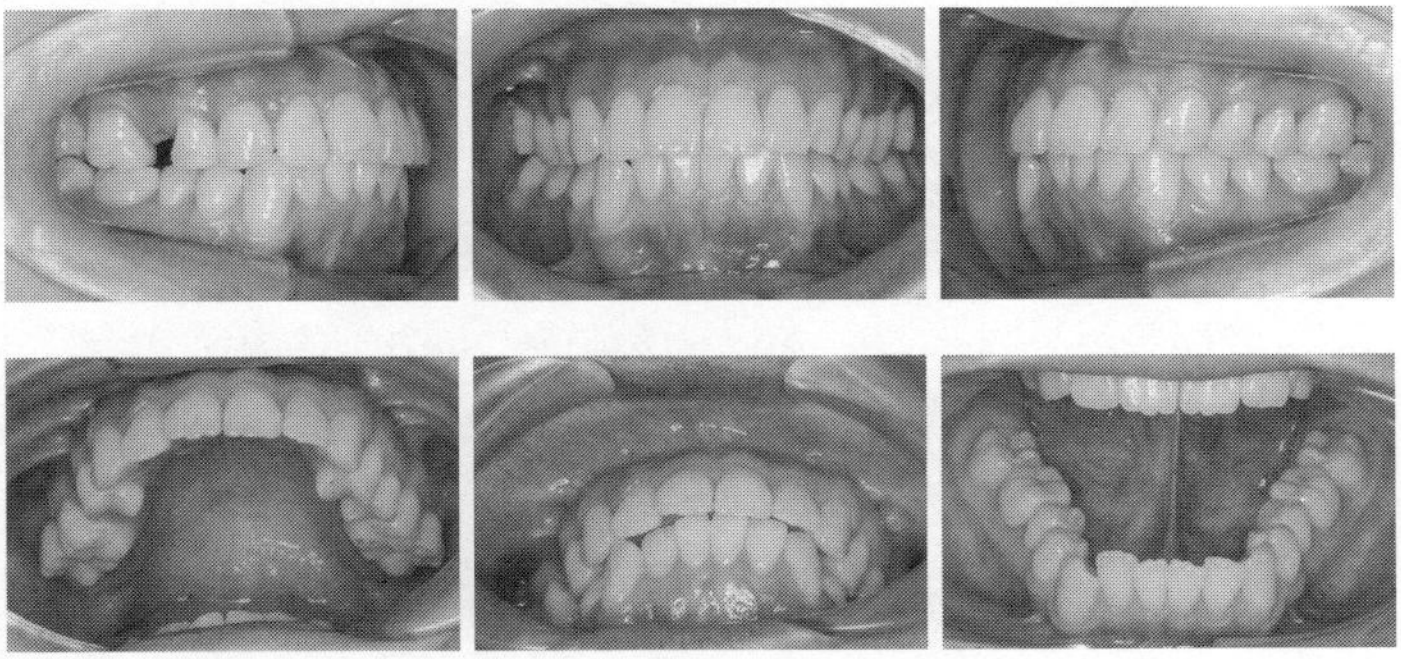

After

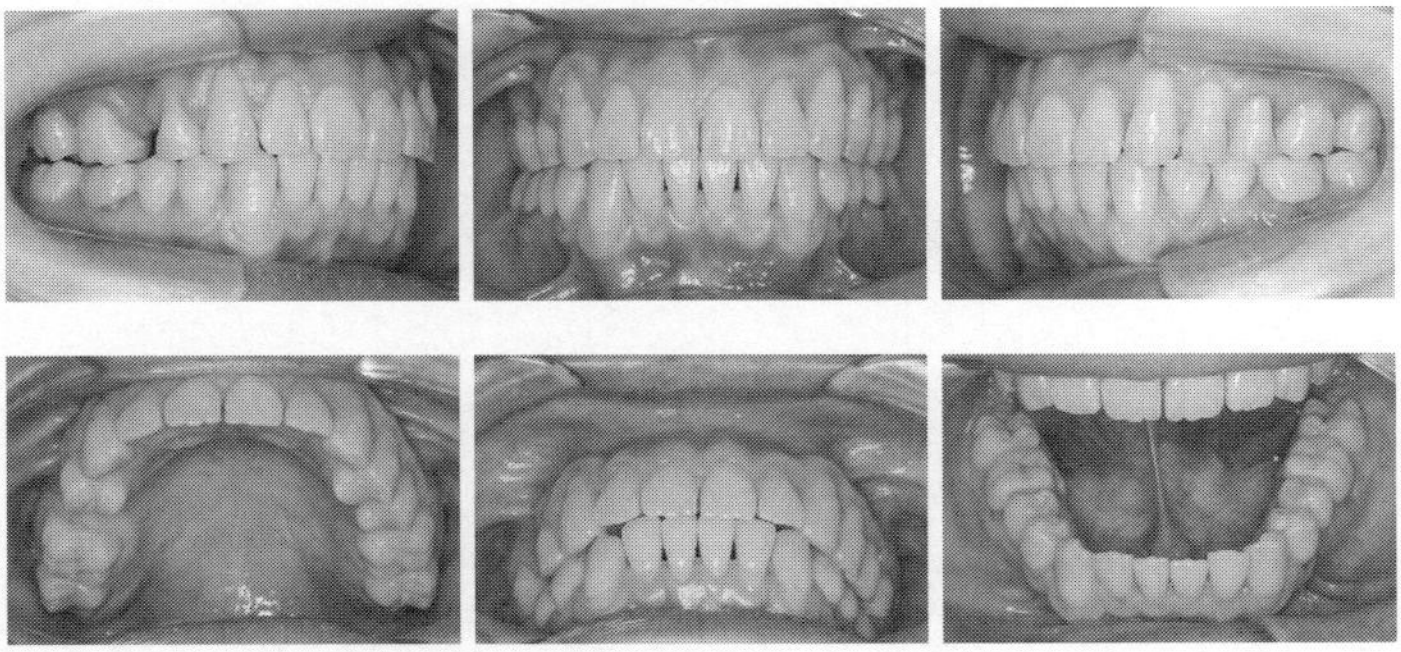

K・Fさん

花粉症が治り、肩こりも改善した

診断	上顎前突・叢生
治療期間	２年５か月
治療開始年齢	37歳
体調の変化	肩こり、花粉症の改善、疲れにくくなった

患者さんの症状

時間がかかりましたが、歯が自然の形にもどり、体調面では、ひどかった肩こりが取れました。以前は頻繁にマッサージに通うほどでしたが、いかなくてもよくなりました。花粉症が改善され、去年から症状はまったく出なくなりました。疲れにくくなり、体全体がラクになり、精神的にも安定しているようです。

治療中は、何番、何番とゴムをかける場所が変わるので、なかなかつらいようでした。しかし、痛みはなかったようです。辛抱強く矯正したおかげで、鏡を見ながら歯をていねいにみがくようにもなりました。

院長コメント

この患者さんのように、エラの張った、しっかりした骨格の人は、矯正は難しいです。筋肉や周辺組織が硬いので、歯が動きにくいのです。この患者さんも時間がかかりました。

こういうしっかりした顎には柱（歯）がたくさん必要ですから、絶対に歯を抜いてはいけません。かむ力が強いので、１本でも歯を抜いてかみ合わせが狂うと、その影響が体にもろに出てしまいます。

Before

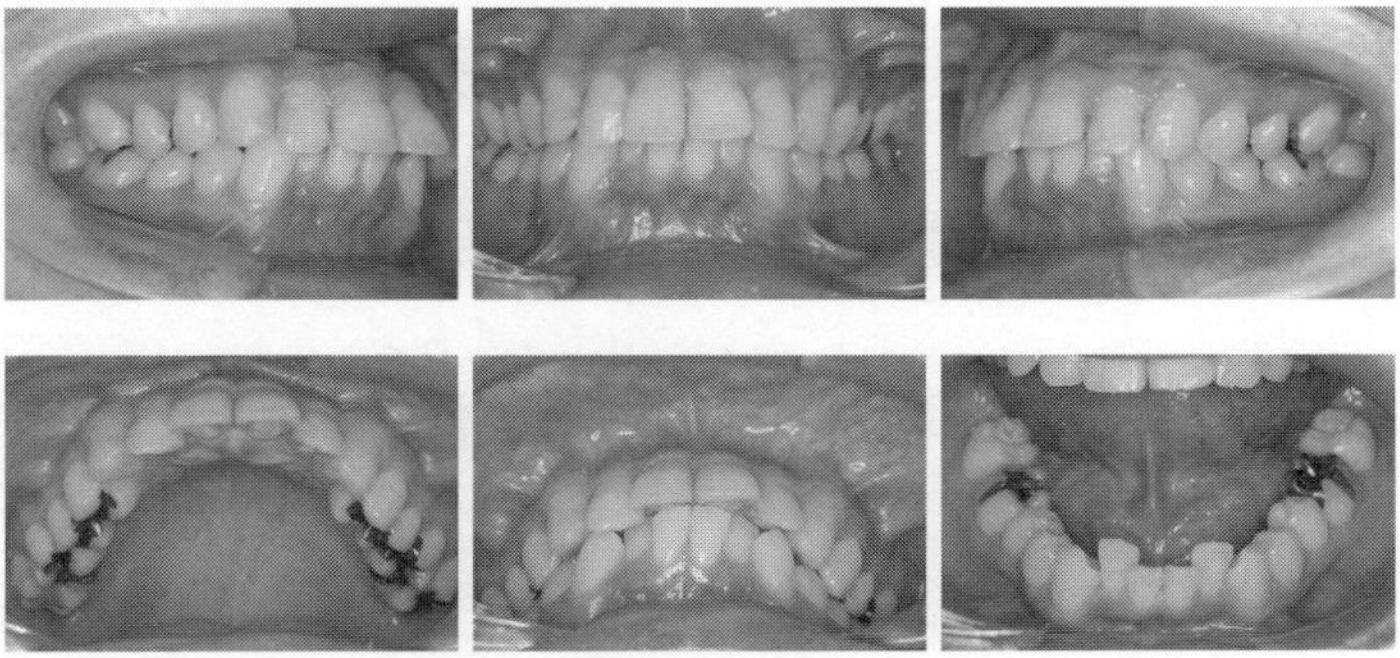

After

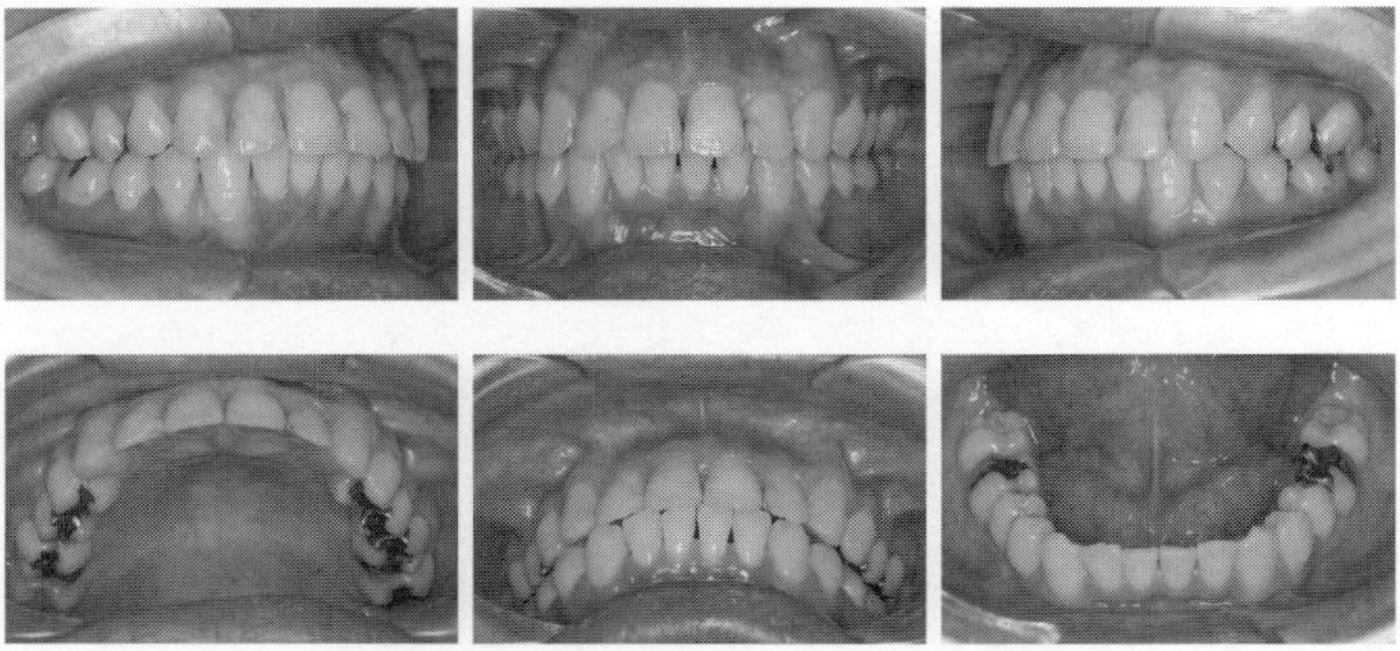

K・Kさん

発音がラクになり、肩こりも改善

診断	上顎前突・開咬
治療期間	1年6か月
治療開始年齢	25歳
体調の変化	肩こりの改善

患者さんの症状

開咬だったので、前歯で全然ものがかみ切れていませんでした。食事もちゃんとかんではおらず、丸呑みしているようでした。現在は、前歯がしっかりかみ合うようになったので、野菜などもかめるようになりました。

お仕事柄、人とよく話すそうです。見た目やしゃべりにくさをとても気にしていらっしゃいましたが、いまは話したりするときに歯を気にすることがなくなったとおっしゃいます。治療前は肩こりがひどかったのですが、現在はまったくなくなり、ラクになったとのことです。

院長コメント

開咬があると、ただ口が閉じにくいだけでなく、かんだときに下顎が後ろに下がるので、喉が締められるように苦しくなります。また、かむたびに顎関節が後ろに食い込んで、顎関節とつながっている側頭骨がズレてきます。

側頭骨の中には、脳神経の一つである内耳神経が通っていて、音の聞こえや平衡感覚をになっていますから、そこがズレるとめまいや肩こりが起きやすくなります。

治療はまず、後方に下がった顎位を正しい位置に戻します。顎位がもどって正しいかみ合わせになれば、結果として、歯並びがキレイになるし、体もラクになってきます。

Before

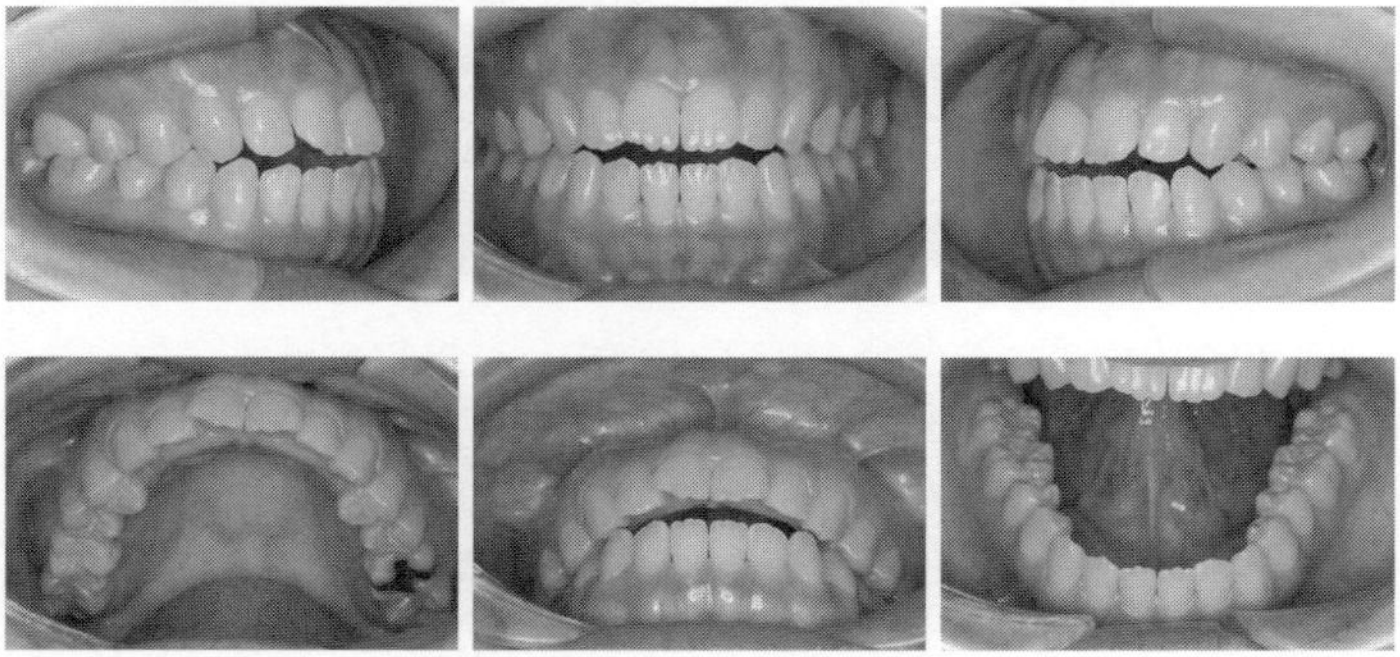

After

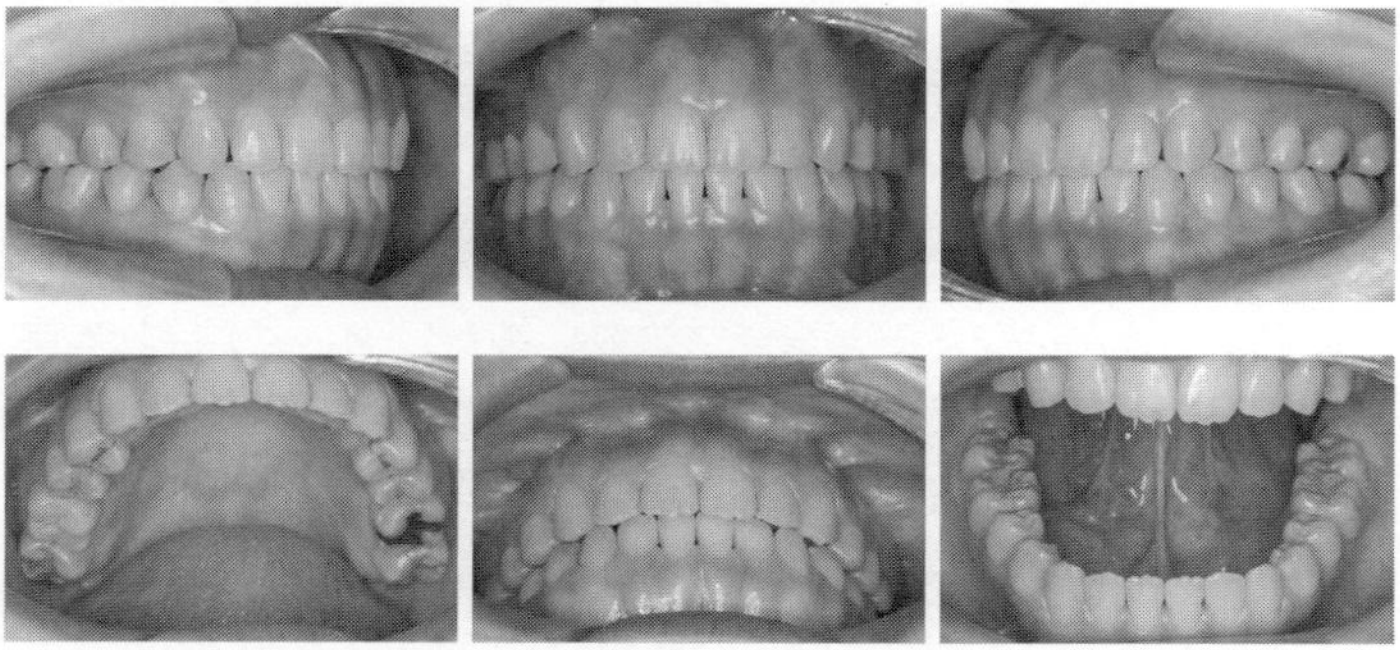

顔の印象が良くなり、頭痛・肩こりも改善

診断	上顎前突・叢生
治療期間	２年９か月
治療開始年齢	26歳
体調の変化	頭痛、肩こりの改善

患者さんの症状

中学生の頃から後頭部右側の首の付け根や右眉頭が痛く、何度も病院でMRIを撮ってもらったそうです。肩こりもひどく、ほぐしてもなかなか改善しないとのこと。大学生の頃には、寝ているときの食いしばりが強く、朝起きると舌にくっきりと歯の跡がつき、舌が痛いほどだったといいます。またしゃべりづらく、周りの人から、何を言っているのかわからない言われ、ショックを受けていました。

治療後はしゃべりやすくなり、いつもへの字口の不満顔が解消されました。また、頬紅を入れる位置も変わったとのことです。後頭部の頭痛や首の付け根の痛み、肩こりも、気にならなくなったそうです。歯並びがキレイになり健康になりました。

院長コメント

この患者さんはひずみが大きいので、歯だけ治しても症状を完全に取りきることはできません。そこで、いちばん奥の歯を少し浮かせています。この歯が強く当たると、顎関節のテコの原理が狂って、頭痛や肩こりが起こります。そうならないようにわざとかませないでおくと、自然にひずみが取れて、じわーっと体調が良くなってきます。治療後は顔の印象が変わり、表情が落ち着いてきましたね。

Before

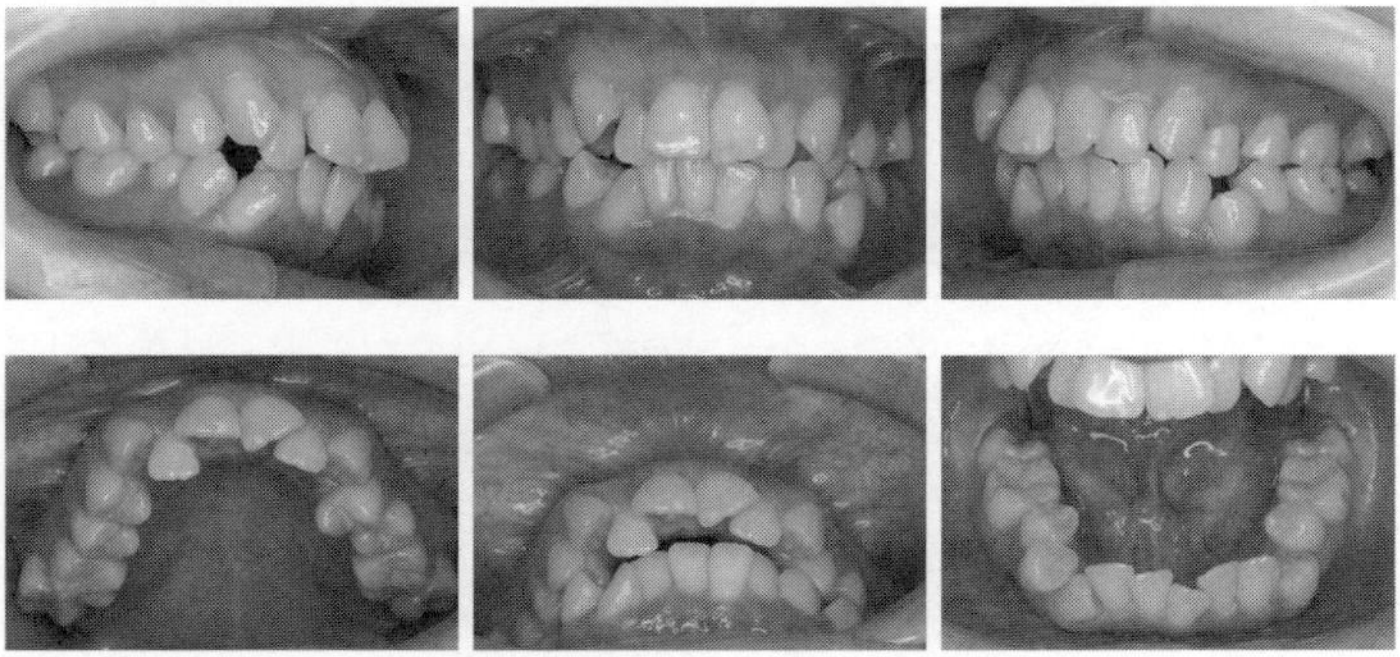

After

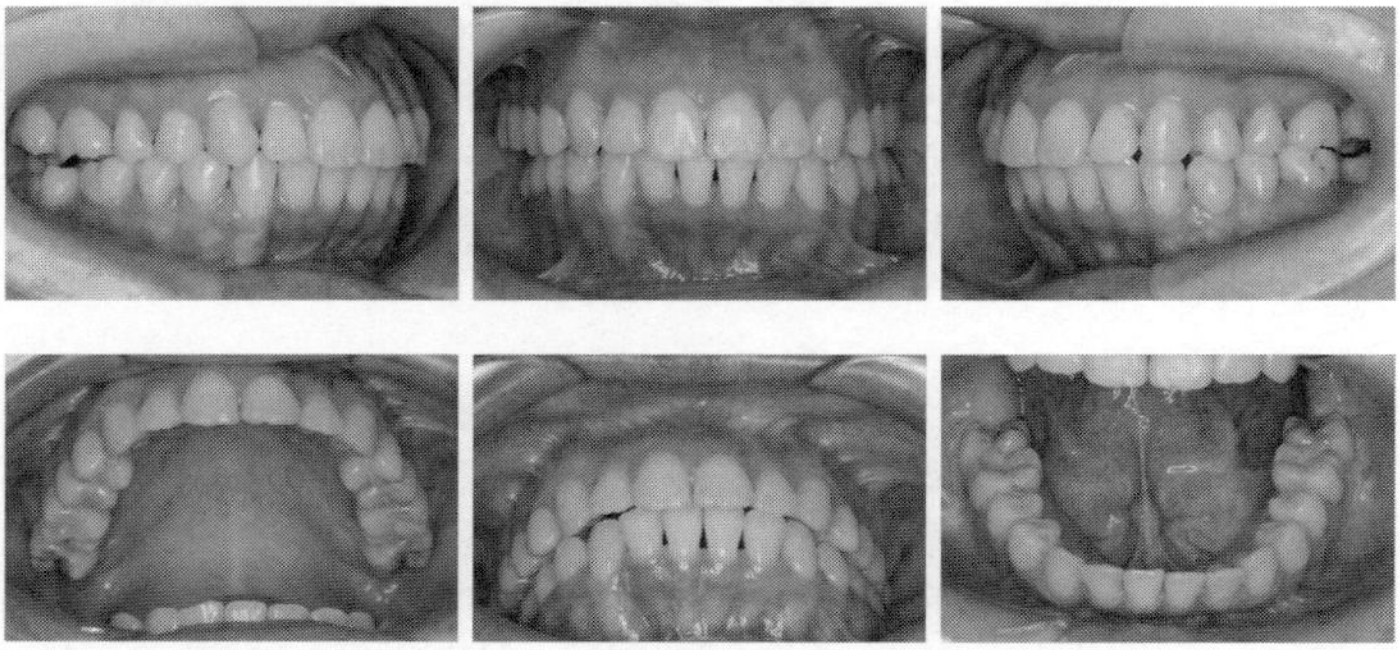

M・Sさん

偏頭痛が改善し、顔の表情も変わった

診断	叢生、ディープバイト
治療期間	1年5か月
治療開始年齢	47歳
体調の変化	頭痛の改善

患者さんの症状

前歯が全然合っていなかったので、前歯でかめず、奥歯でかんでいました。また、硬いものをかむと顎が疲れるそうで、硬いものは食べないようにしていたそうです。体に力が入らず歯を食いしばることができませんでした。

治療後は体全体に力が入るようなり、前歯でちゃんとかんで、硬いものも食べられるようになりました。

偏頭痛は病院に通うほどひどく、年に2回くらいは強い頭痛で倒れてしまうことがあったそうですが、ここ2年くらいはそういうことがなく、薬も飲む必要がないとのことです。

以前は顔がゆがんでいるような感じでしたが、いまは左右対称でキレイになりました。

院長コメント

下の前歯がガタガタで、歯が全部倒れていました。この患者さんもエラが張っているので、歯が動きにくく、いちばん奥の歯を起こしきれませんでした。しかし、かみ合わせはすごく変わったので、体調は良いと思います。また、表情筋がよく動くようになって、顔の表情が以前と変わってきました。

Before

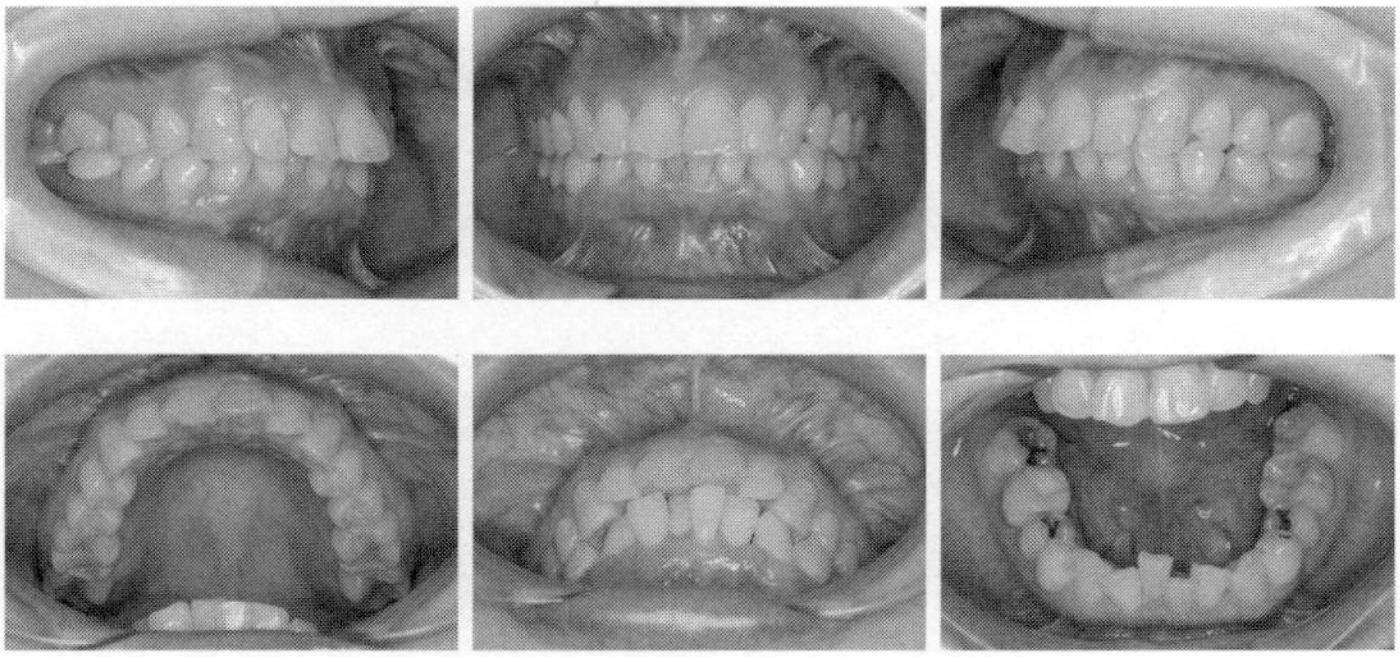

After

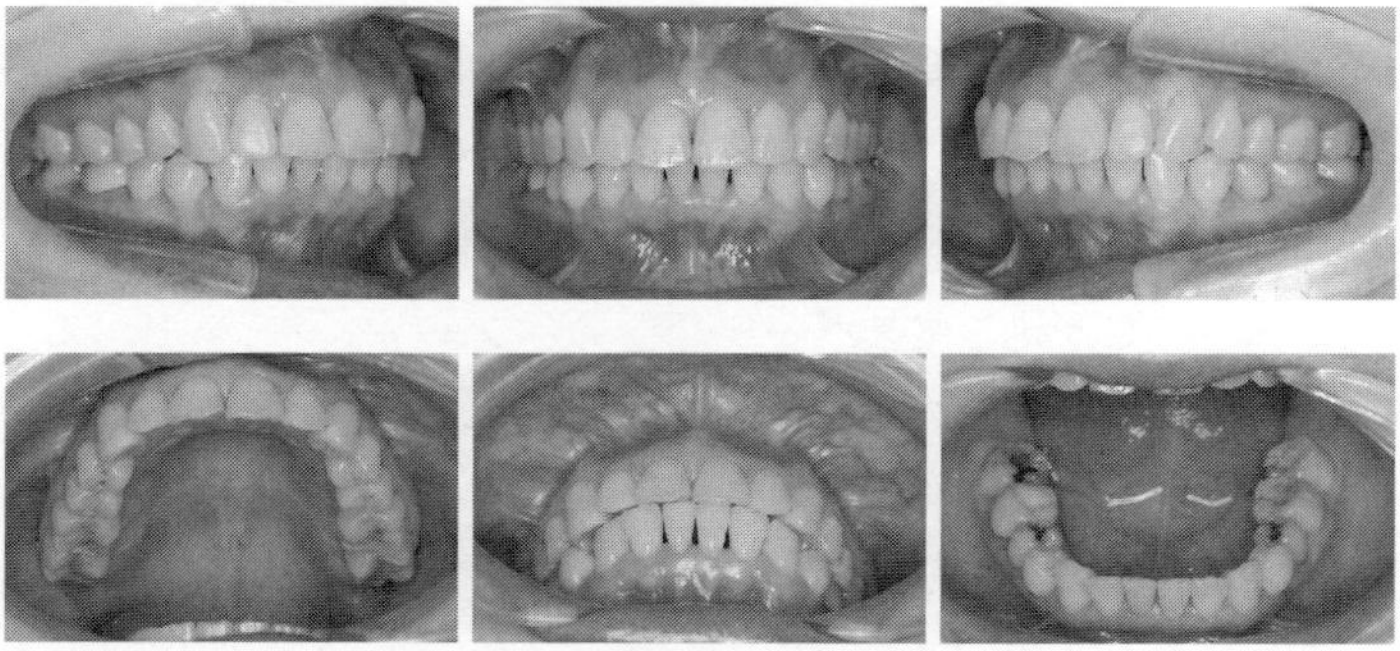

T・Hさん

頭痛・鼻づまりが改善、寝つきも良くなった

診断	叢生
治療期間	２年５か月
治療開始年齢	20歳
体調の変化	頭痛、鼻づまり、寝つき、いびきの改善

患者さんの症状

実業団でバーボールの選手をしている方です。治療後、スポーツをするうえでバランスが良くなり、ジャンプの着地など、細かい部分での能力が確実に上がったとのことです。

体調面では、頭痛が減り、鼻づまりも改善、寝つきも良くなったとのことです。疲れていると、寝ているときによくいびきをかいたそうですが、それもなくなったといいます

ものをかむのもラクになり、歯型のつく食べものをきれいに食べられるようになりました。歯並びを元の原因から治すと、こんなにも体に変化があるのかと、驚かされました。

院長コメント

かみ合わせを治してスポーツ選手のパフォーマンスが上がることは、よくあることです。逆に歯を抜く矯正をすると、確実にパフォーマンスは落ちます。この患者さんも、ご自分でそれを実感されています。

歯並びが悪いと、すべてが萎縮してしまいます。しかし矯正で歯列を広げると、鼻腔の通りがよくなって鼻づまりやいびきが解消します。口の筋肉と鼻の筋肉は同じなので、口の中が整って筋肉が正常に動くようになると、鼻の症状もラクになります。

Before

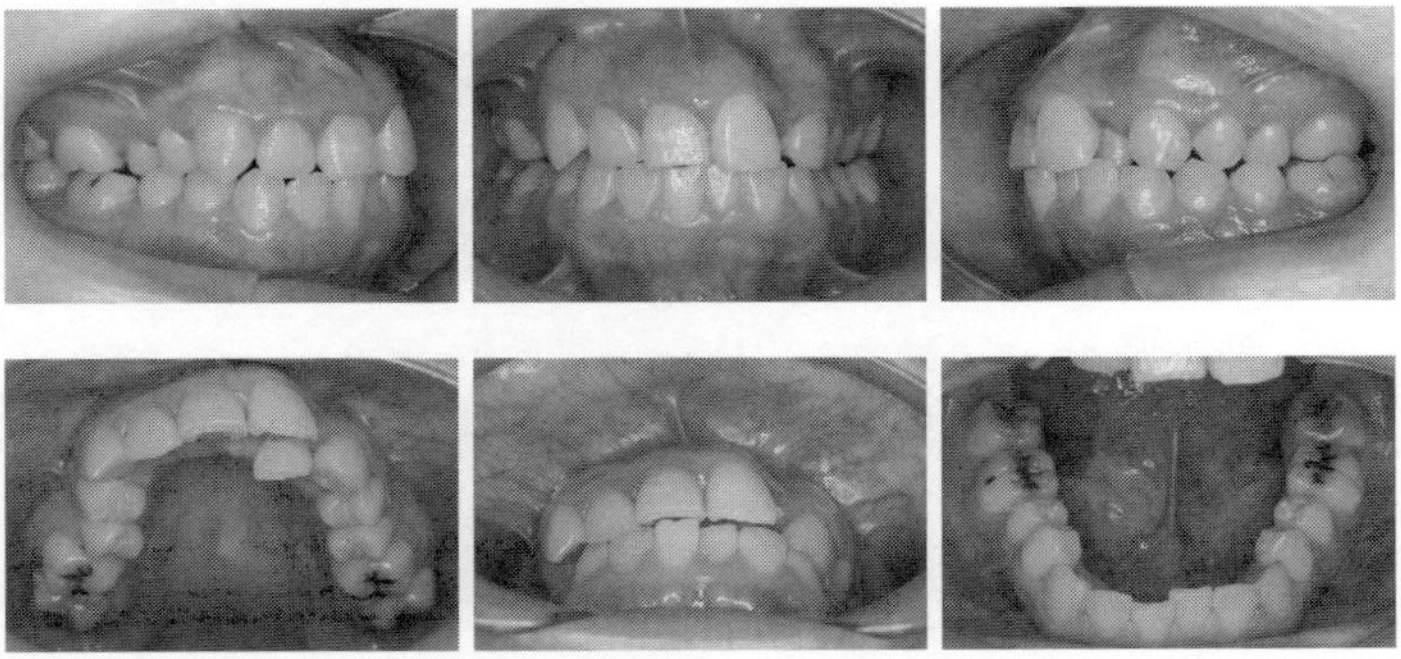

After

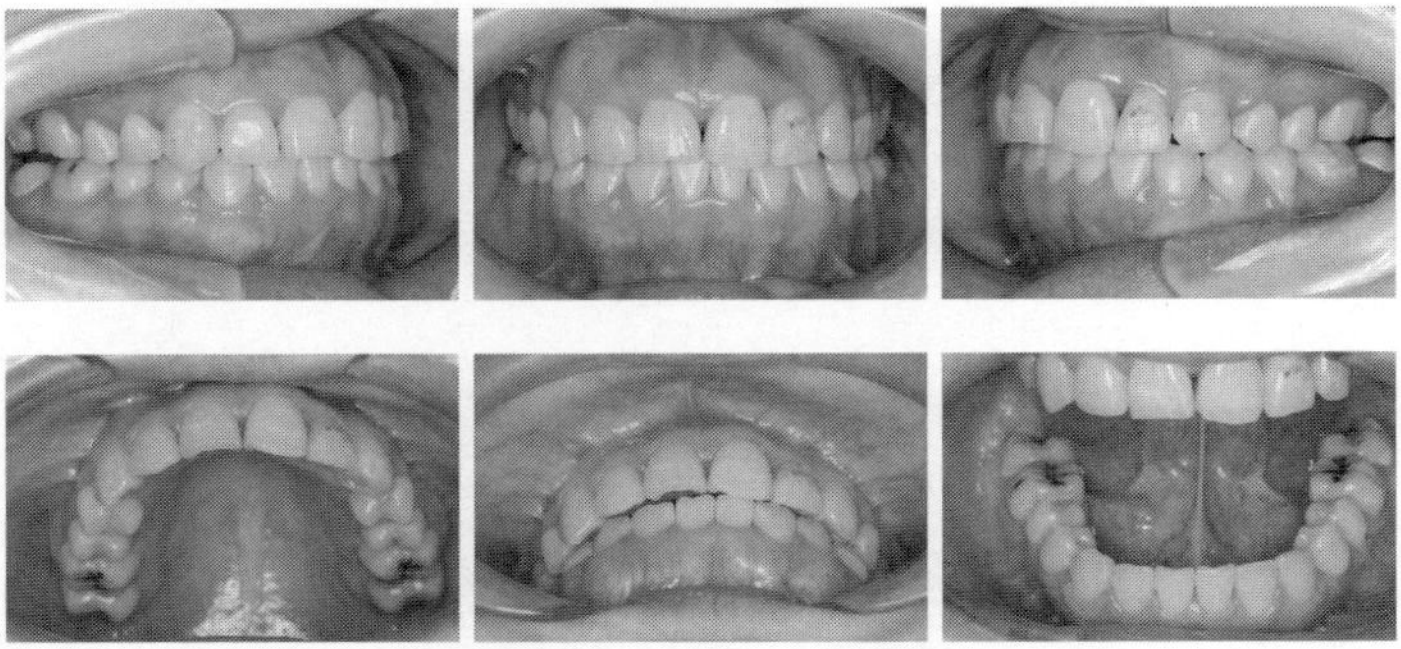

Y・Kさん

耳鳴り、めまいが改善してとてもラクになった

診断	上顎前突、叢生
治療期間	２年２か月
治療開始年齢	43歳
体調の変化	顎関節症、耳鳴り、めまいなどの改善

患者さんの症状

幼少時から乗り物酔いがひどく、寝つきも悪かったそうです。20代後半には顎関節症を発症し、対症療法をいろいろおこなったそうですが、耳鳴り、頭痛、めまい、冷え性などは悪化する一方だったとのこと。発熱、ふらつきなど、体調不良で会社を休むことも多かったそうです。

その後、抗がん剤の影響で体調はますます悪くなり、走ることすらできなくなりました。耳鳴りと頭痛もひどくなりました。

治療後は、耳鳴り、めまいがなくなり、体調が良いときは電車の中で本が読めるほどになったとのことです。かみ合わせの改善とともに幸せを感じていらっしゃいます。

院長コメント

かみ合わせが悪くて、ふらついた状態でこられた患者さんです。補綴治療でかみ合わせを調整し、一時的に体調が良くなっても、その補綴物がすり減ると体調が悪くなるというのをくり返していました。しかし、ズレている顎をちょっと治し、歯を本来の位置にもどすと、体調はすっかり変わります。かみ合わせがいかに健康を左右するか、ご自身の体験で教えてくれました。

Before

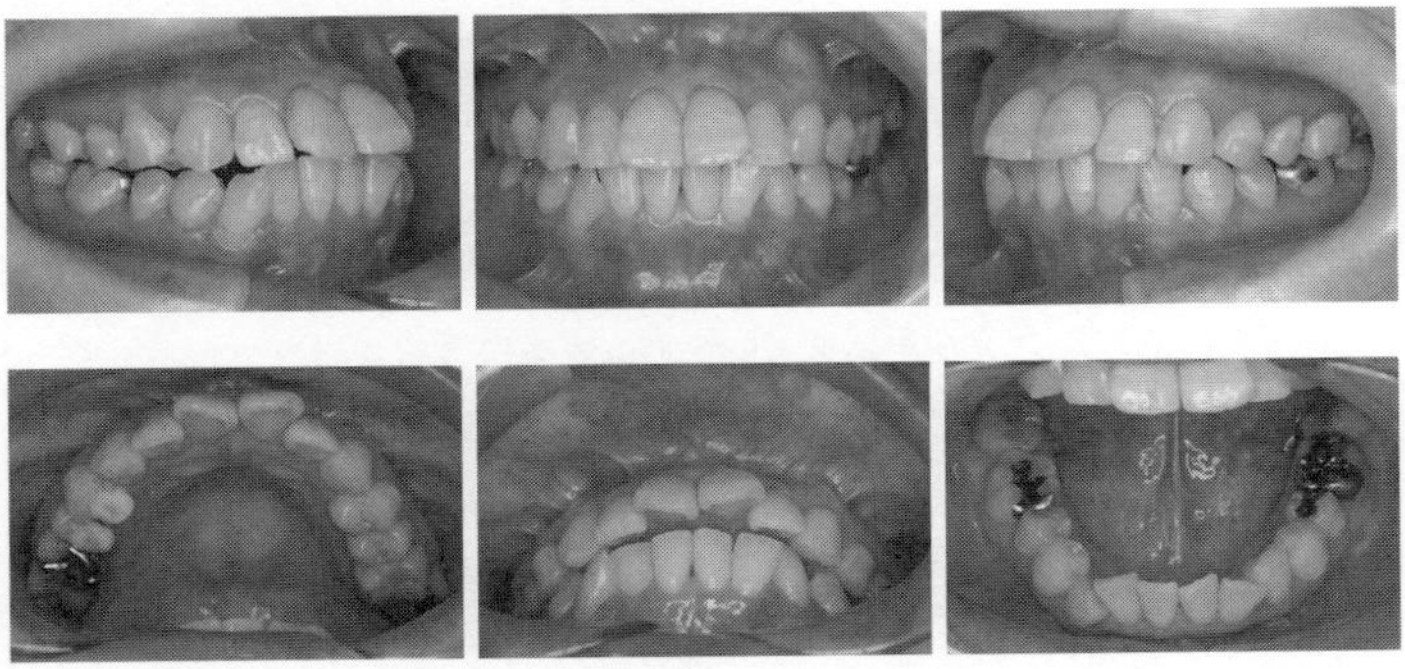

After

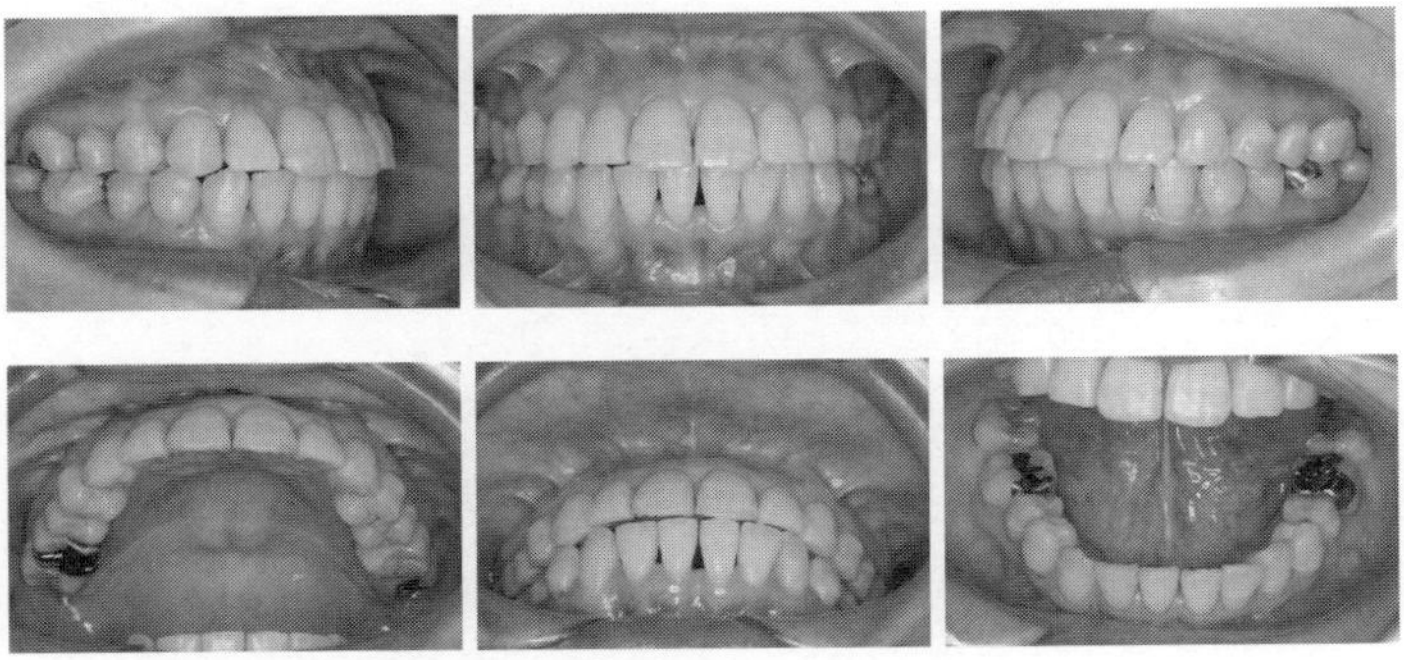

M・Eさん

頭痛が減り、一重まぶたが二重まぶたに

診断	上下のかみ合わせのズレ
治療期間	２年４か月
治療開始年齢	13歳
体調の変化	頭痛の改善

患者さんの症状

上と下の唇のズレを治すことが目的でお母さまとともにいらっしゃいました。装置をつけ始めたときは、痛みがあってつらかったとのことで、なんでも柔らかくして食べていたといいます。

しかし、矯正して上唇と下唇の位置のズレがなくなり、バランスが良くなりました。口を開けて笑えるようになったとおっしゃっています。頭痛も減ったとのことです。

院長コメント

見た目はキレイで、治療の前と後で一見変わっていないように見えますが、治療前は顎の位置がズレていました。それがわかるのが、上下の歯の位置のズレです。正面の歯（中切歯）を見てください。上の歯と下の歯がズレていますね。

本来なら、上の歯と下の歯が正中線でぴったり合っているのですが、これが１歯から半歯ズレると、必ず顎の位置も左右にズレてきます。すると、側頭骨もズレますから、偏頭痛が起きてきます。もう少し早く矯正に来られていたら、もっとぴったり合ったと思います。

矯正するとよく目が変わりますが、この患者さんも一重まぶたから二重まぶたになりました。

Before

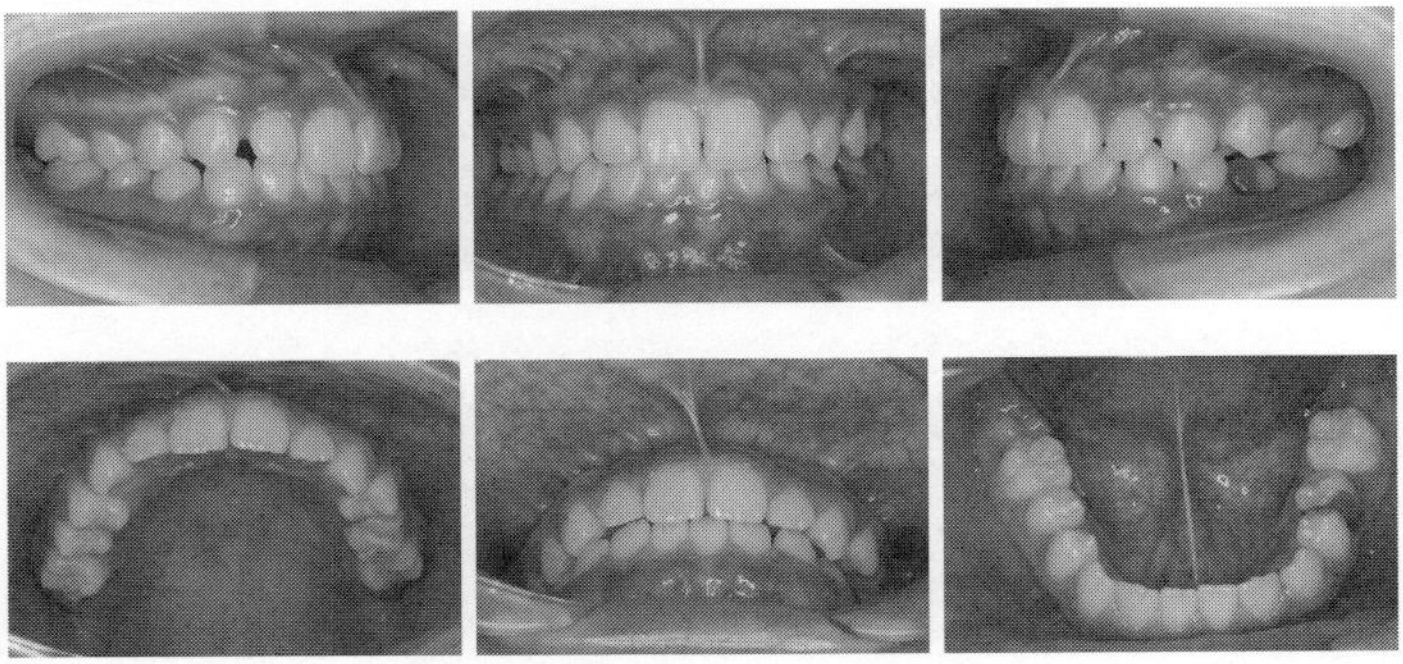

After

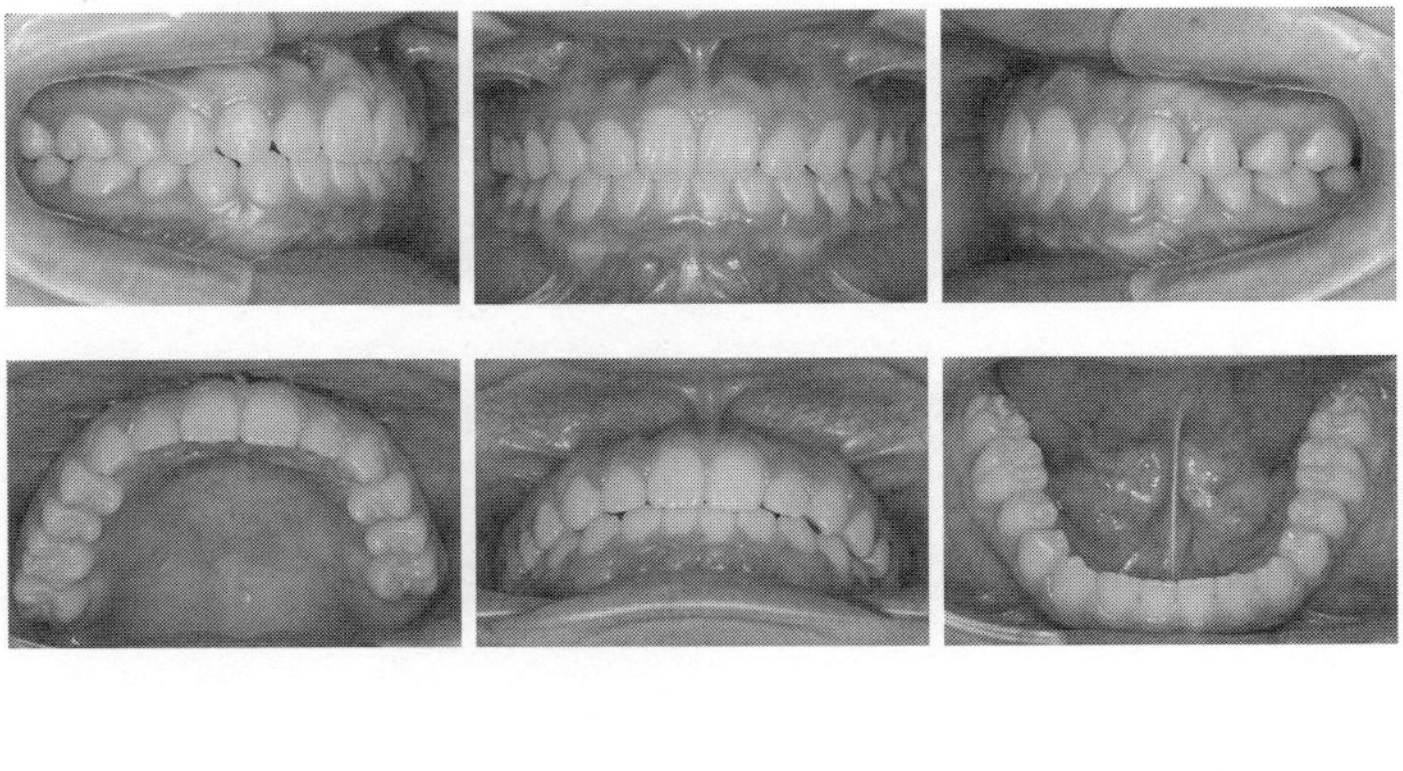

治らないと言われた頭痛が、すっかりなくなった

診断	叢生
治療期間	２年
治療開始年齢	14歳
体調の変化	頭痛の改善

患者さんの症状

治療前は頭痛がひどく、救急車で運ばれたこともあったそうです。内科では治らないと言われ、付き合っていくしかないと思われていたそうですが、歯並びを治したら頭痛も治ってしまいました。

前歯だけでなく、歯の生えている位置や内側に寝ている歯、治療しなければいけないところを説明し、本来の歯の位置にもどすことが大切だとお伝えしました。

院長コメント

この患者さんもエラの張ったタイプですが、子どもさんの場合は筋肉が強くなる途中なので、歯がスムーズに動きます。ですから大人と違って、治療しやすいです。成長期ということもありますが、歯並びを治してから顔の印象がずいぶん変わりました。

Before

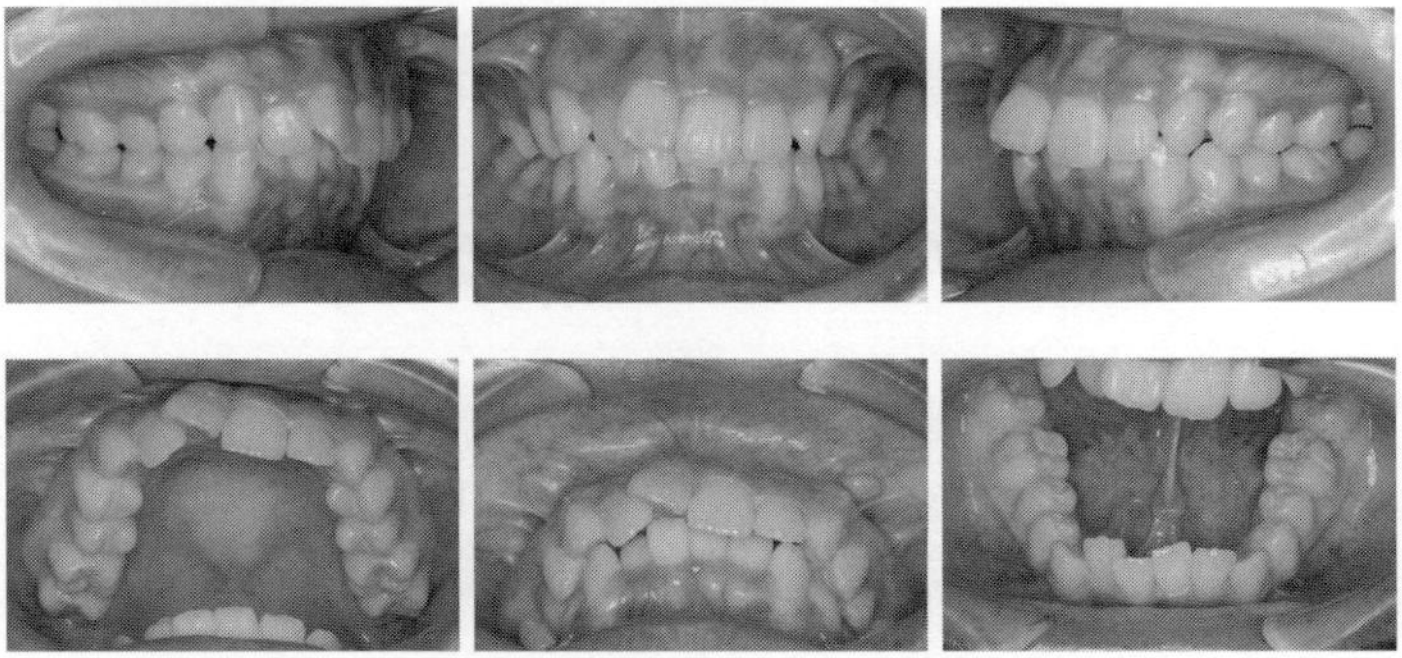

After

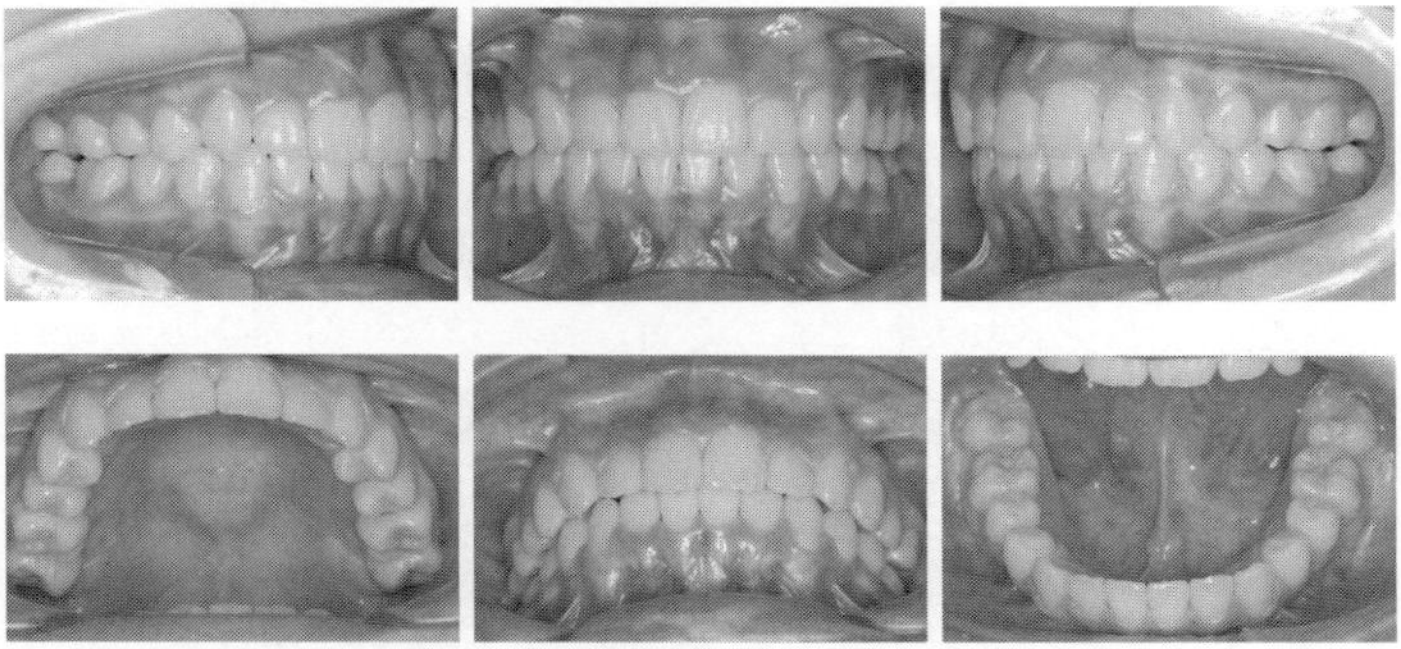

T・Fさん

偏頭痛が軽くなり、体調が改善した

診断	叢生、欠損歯
治療期間	１年11か月
治療開始年齢	15歳
体調の変化	頭痛の改善

患者さんの症状

中学生の頃から偏頭痛の持病に悩まされていたそうです。いろいろ調べられてかみ合わせに原因があるのではと来院されました。

治療後、曲がって生えていた歯が正面を向き、装置も取れて歯並びがキレイになりました。現在も偏頭痛はありますが、軽くすむようになったそうです。

院長コメント

この患者さんは、下の歯の左の側切歯（前から２番目）が１本ありませんでした。歯の位置関係を治すと、そこにスペースが空くので、歯を１本入れてあります。見た目は治す前とあまり変わりませんが、足りない歯が入ってかみ合わせがよくなったので、体調面はずいぶん変わってくると思います。

この患者さんのように、先天的に歯がない人は結構いますが、多くの矯正医は、歯がないと反対側の歯も抜いてしまいます。すると、ますます体調を崩してしまいます。歯は、抜くのではなく、補うのが本来の治療です。キレイに並べてそろえればいいわけではありません。

Before

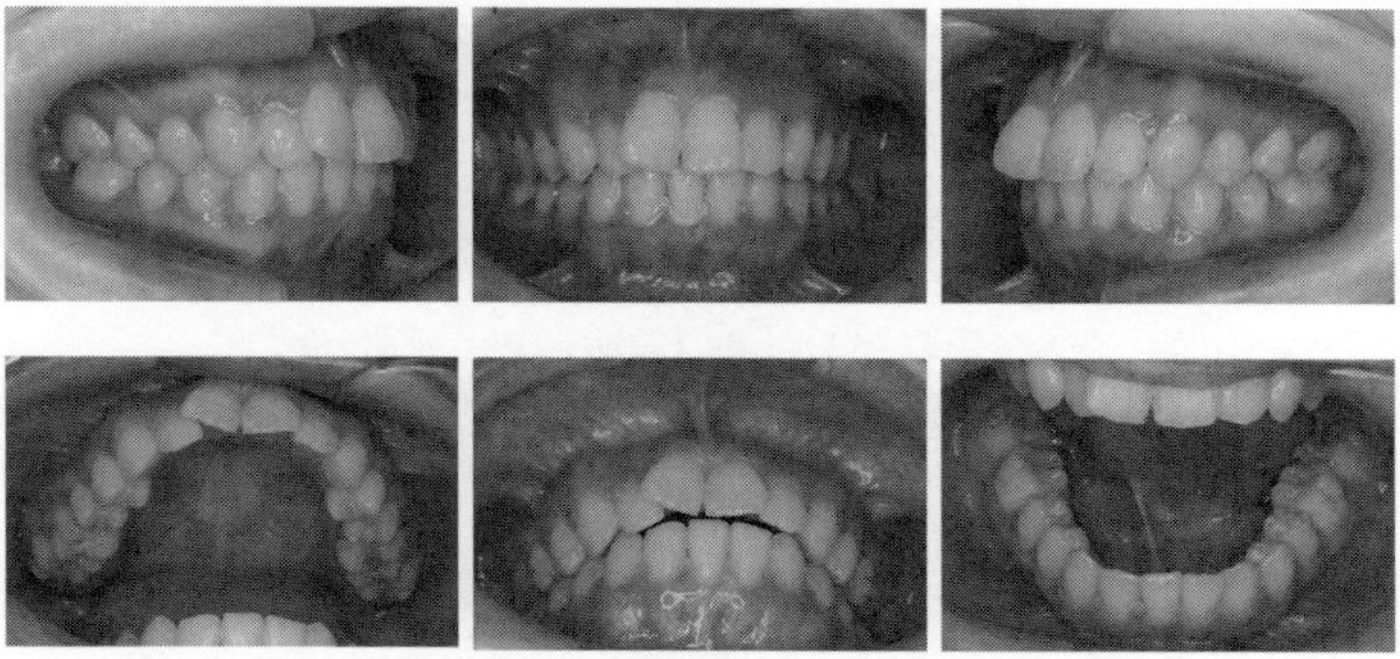

After

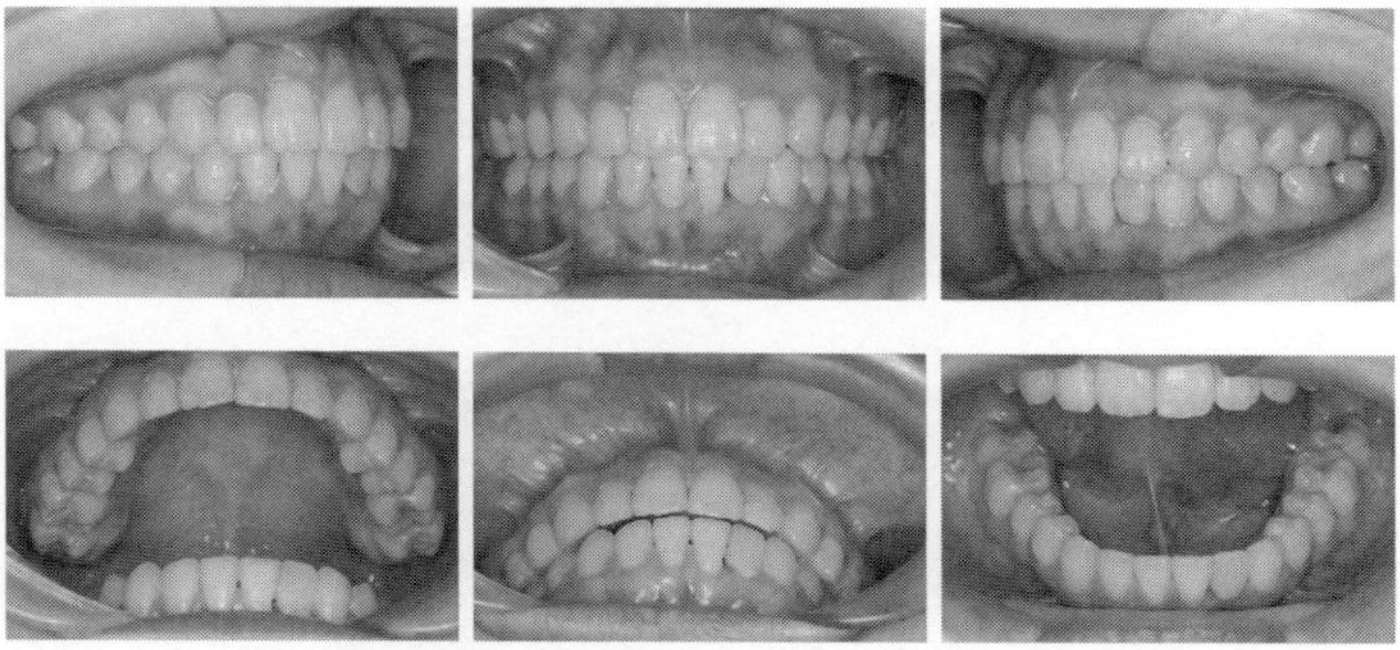

T・Oさん

頭痛が良くなり、目もパッチリ二重に

診断	上顎前突
治療期間	2年
治療開始年齢	12歳
体調の変化	頭痛の改善

患者さんの症状

下の歯が全部隠れるくらい上の前歯が出ていました。

小さな頃から頭痛に悩まされていたそうで、小児科でCTも撮ってもらっているほどです。しかし、異常はなかったとのこと。

矯正を始めると徐々に頭痛が減り、現在ではほとんど言わなくなったそうです。体調も良くなり、健康になったとおっしゃっています。

院長コメント

レントゲン写真を見ると分かるのですが、この患者さんは、横から見ると歯が鳥のように前に出ています。しかし歯を起こすことによって前歯が縦に立ち、口元も引っ込みました。

また、顎が後方に押されて頭痛が起きていましたが、顎位が正常にもどったので、頭痛も良くなってきました。見た目も変わり、表情筋がよく動くようになって、目がパッチリ二重になりました。

矯正開始時、乳歯がまだ残っており、矯正中に生え変わりましたが、乳歯が残っていても矯正には問題ありません。

Before

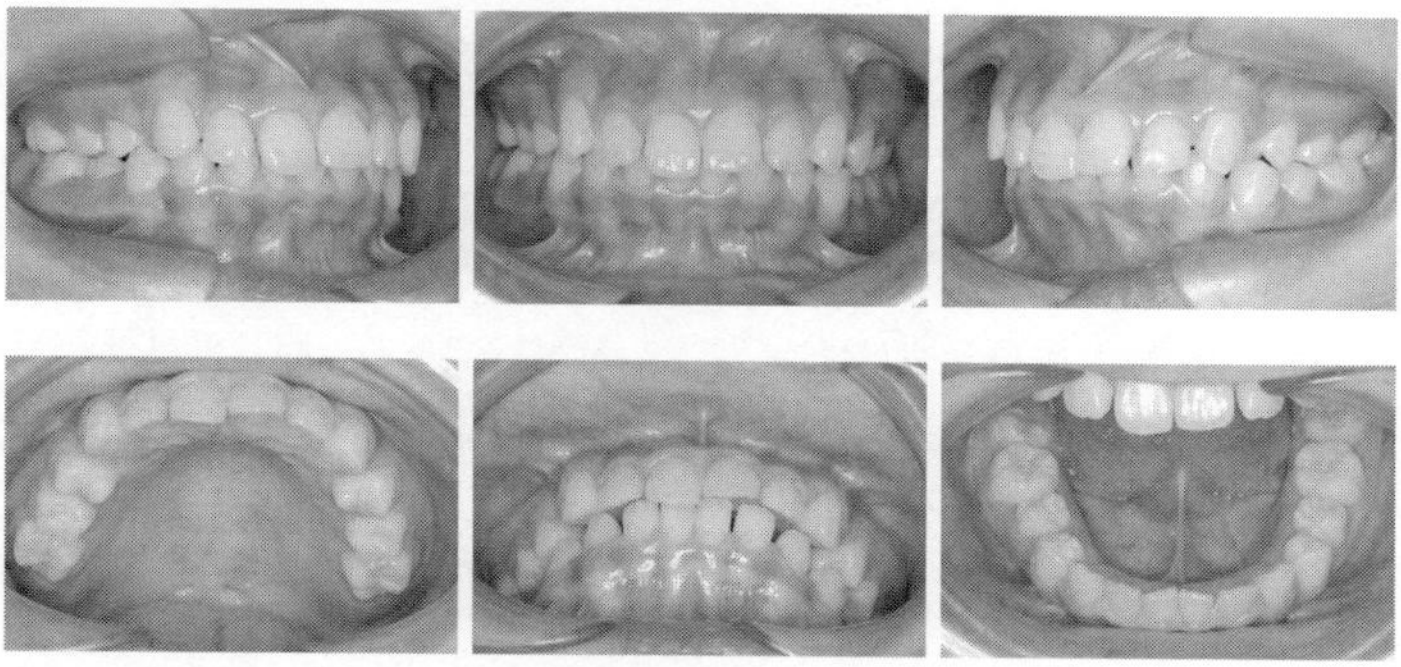

After

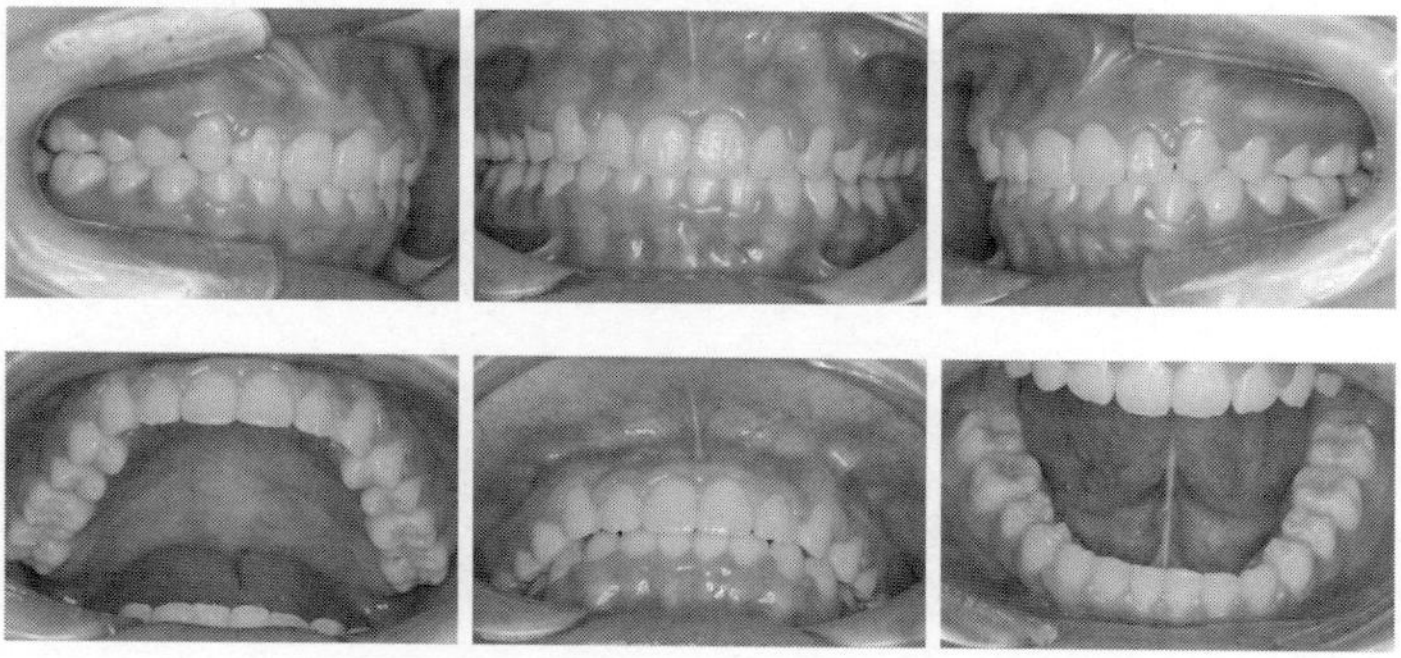

A・Sさん

しっかりかめる歯並びになり、体調も良くなった

診断	不正咬合
治療期間	１年９か月
治療開始年齢	44歳
体調の変化	全体的な体調の好転

患者さんの症状

一度矯正治療を受け、歯列はきれいにそろっていました。しかし、かみ合わせという点では、ほとんどかみ合ってはいませんでした。そこで、再矯正をいたしました。

院長コメント

来院時、歯並びはキレイに並んでいましたが、歯がかめていませんでした。それがいちばん分かるのは、奥歯の山と谷がそろっていないことです。なぜかというと、奥歯が倒れているからです。

前の矯正治療では、奥歯が倒れたままで歯並びを治しているので、前歯にしわ寄せがきて受け口っぽくなっていました。しかし、歯を１本１本順番に起こすことで、全部の歯が起き上がり、前歯もキュッと立ってきれいになり、かめる歯並びになりました。体調も、だいぶ良くなっているはずです。

Before

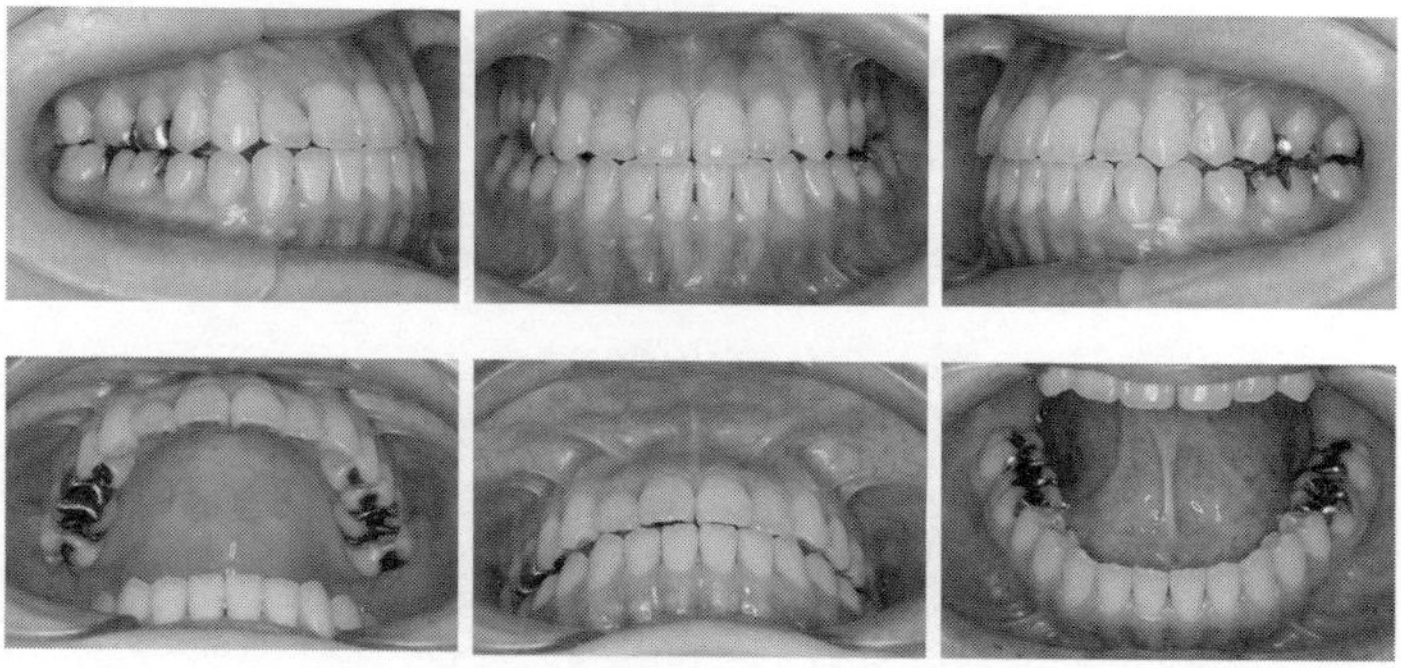

After

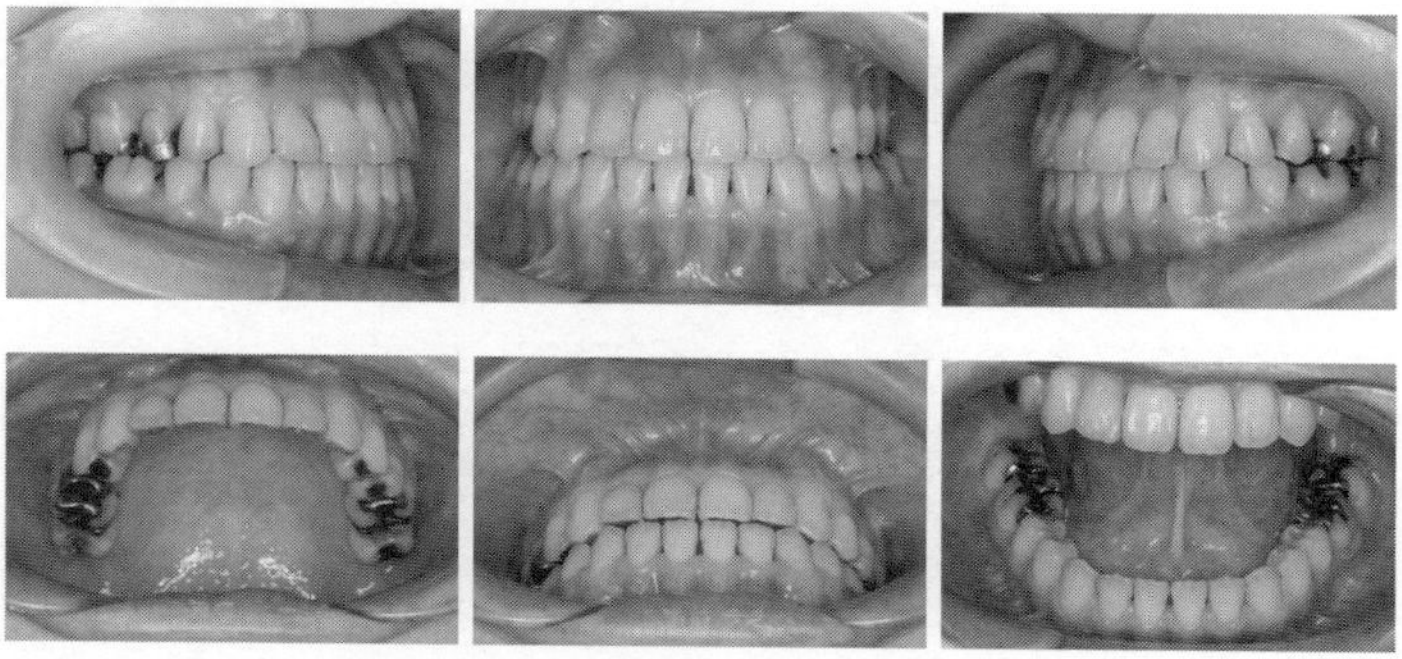

Y・Fさん

精神的にもポジティブになり、活動の場が広がった

診断	叢生
治療期間	1年3か月
治療開始年齢	21歳
体調の変化	下痢が改善した、ポジティブになった、体力がついた

患者さんの症状

歯を削ったり、被せ物をしたり歯の治療をしているうちに、頭痛、手足のつり、物がかめない、よく下痢をするなど体調が悪くなってきました。生活もだらだらしてしまうようでした。近所の歯科医で、4本も抜歯するように言われたそうで、当院にこられました。

治療後は、かみしめやすく、物を食べやすくなり、合唱をしてらっしゃいますが、声もよく出しやすくなったそうです。精神的に強くなれ、活動の場も広がったといいます。とても元気になりました。

院長コメント

補綴物でかみ合わせの治療をして、体調を崩してしまわれた患者さんです。この患者さんの場合は体調面もさることながら、精神面での変化が大きかったと思います。歯並び、かみ合わせが良くなって、自分に自信が持てるようになったのでしょう。それが、前向きな考え方や行動面に現れていると思います。

Before

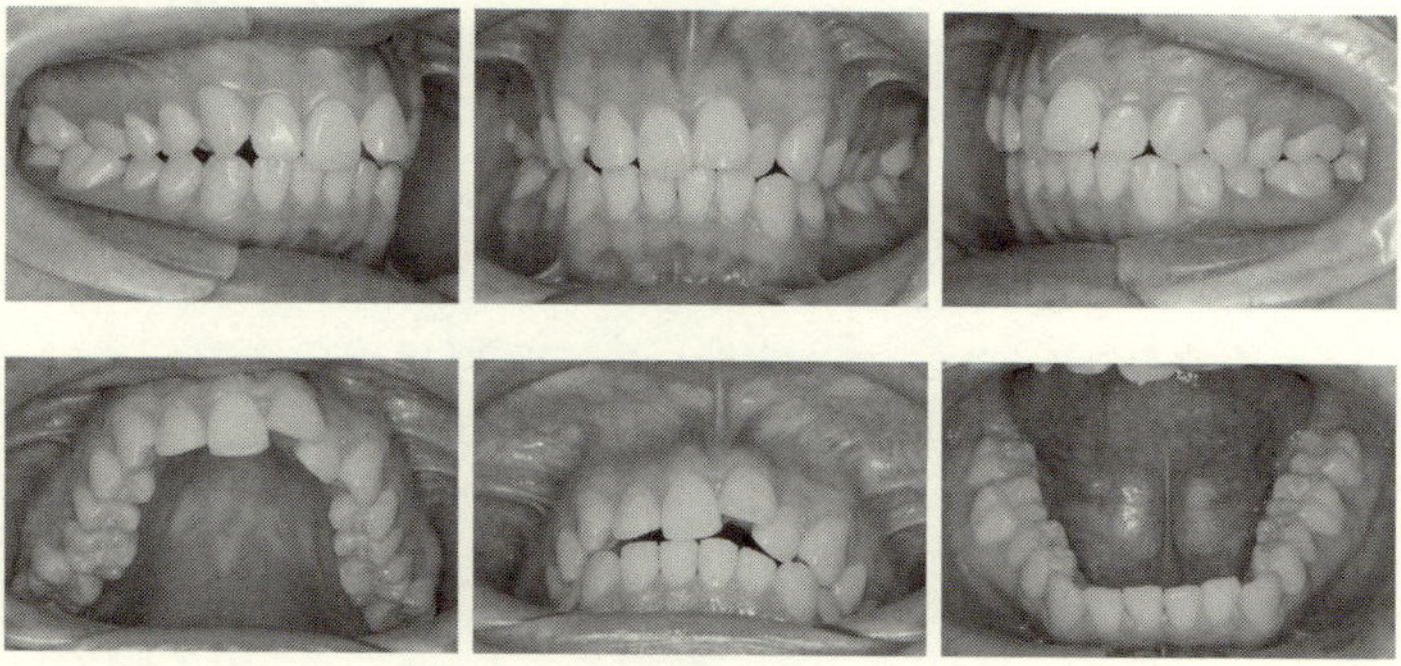

After

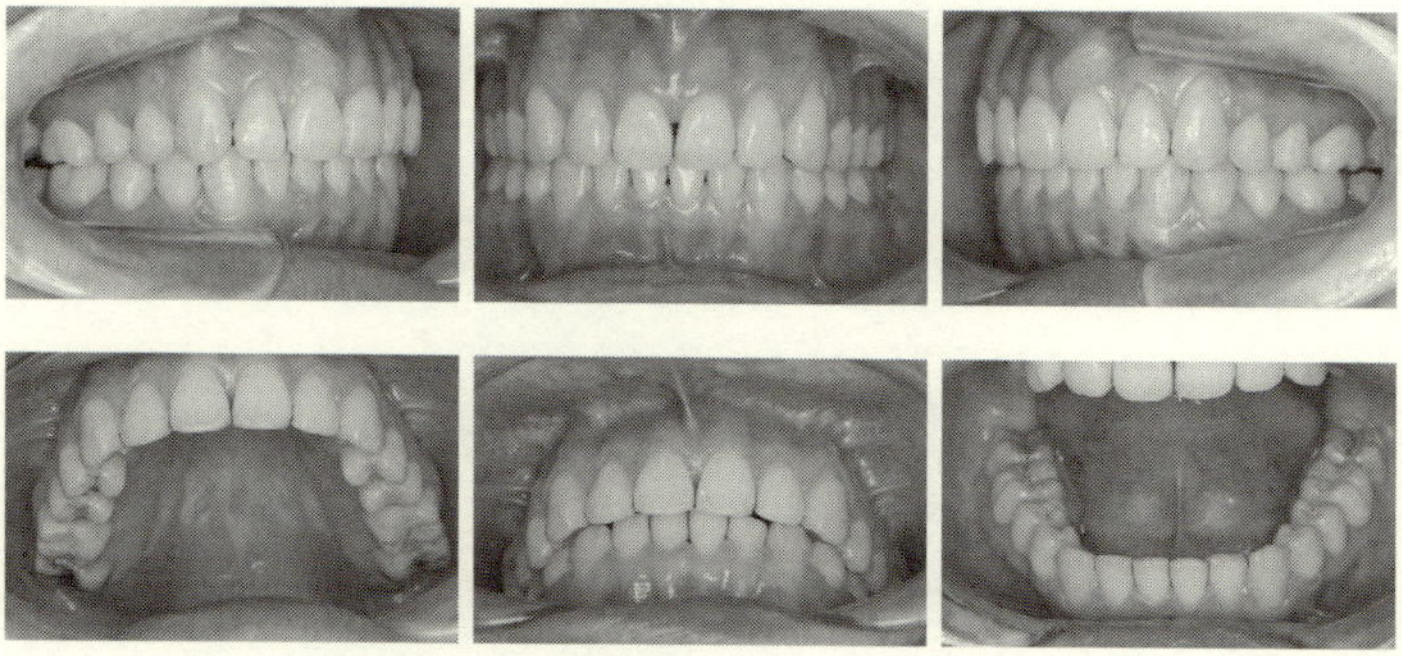

夜間の呼吸困難発作や睡眠障害がなくなった

診断	不正咬合
治療期間	1年7か月
治療開始年齢	29歳
体調の変化	呼吸困難、睡眠障害の改善

患者さんの症状

治療を始める前までは、夜間に起きる呼吸困難発作に苦しんでいました。夜寝るのに恐怖心を抱くこともあったそうです。治療後は、夜間の呼吸困難発作も睡眠障害もなくなり、何も恐れずに眠れるようになり、とてもラクになったとおっしゃいます。

院長コメント

他院の矯正治療で上の小臼歯を4本抜いて上顎を下げ、上顎前突を矯正しています。抜いたのは上の歯だけで、下の歯は抜いていません。上顎を下げると顎の位置関係がズレて、一気にめまいや頭痛が起こります。また、側頭骨もズレて、舌下神経や舌咽神経が影響を受けるので、フラフラしたり、ろれつが回らなくなったりします。

前の治療では、歯が倒れたままで治しています。上顎は歯を抜いているので、歯を起こした治療をすると、歯に隙間ができます。しかし、かみ合わせや顎位は正しい位置に戻っているので、以前のような症状は出ないと思います。

Before

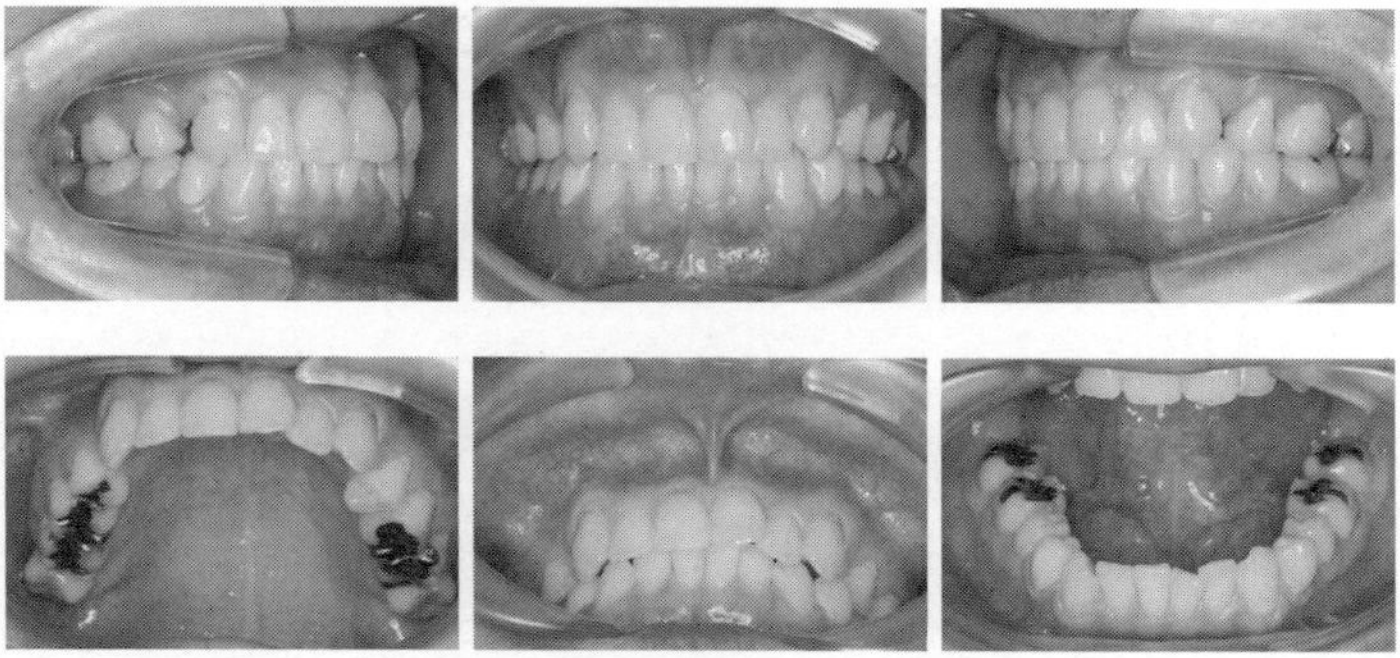

After

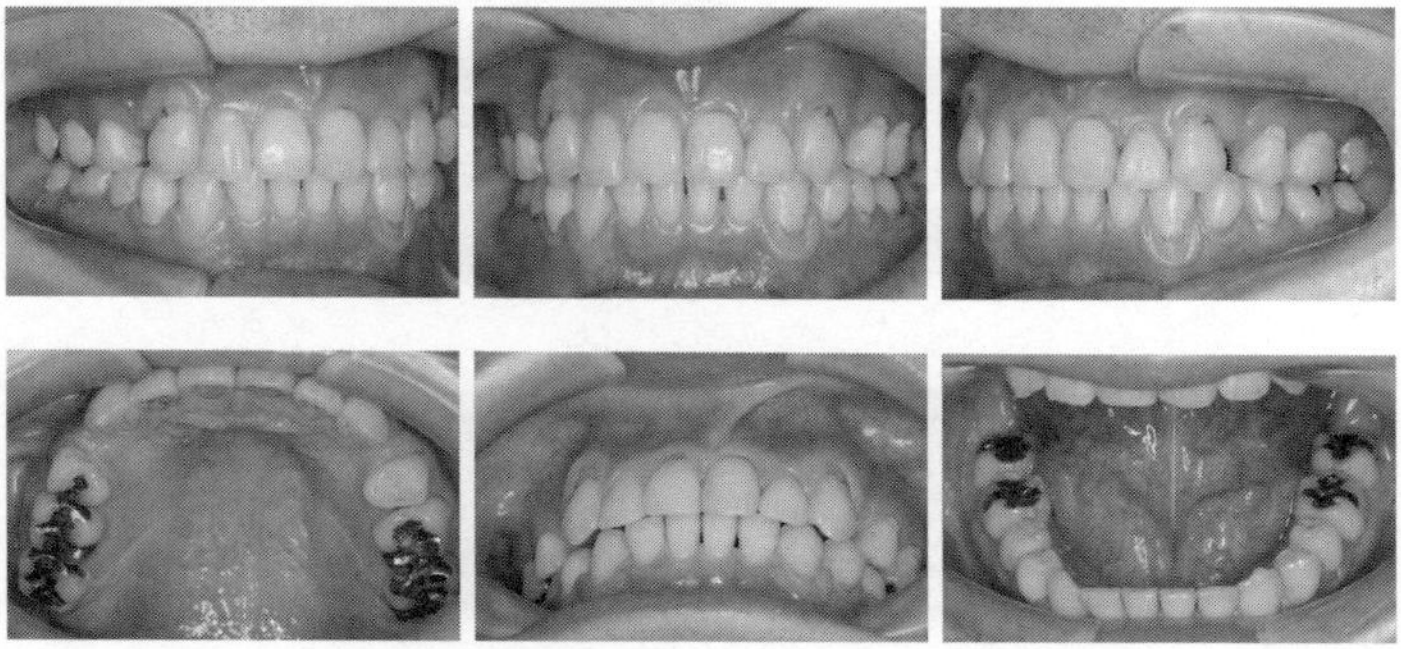

M・Hさん

呼吸がラクになり、睡眠も十分取れるようになった

診断	下顎前突
治療期間	２年１か月
治療開始年齢	36歳
体調の変化	口呼吸、不眠の改善

患者さんの症状

受け口で、他院では手術しなければ治らないと言われたそうです。当院で矯正装置をつけると、わりと早く歯が動き、正しい位置にもどりました。

以前は食事中に食べ物がつまったり、口呼吸を気にしていらっしゃいました。キレイに歯並びがそろってきたので、呼吸もラクになったそうです。

睡眠も十分にとれるようになり、体調不良も改善しました。

院長コメント

他院の治療で上の小臼歯を抜歯し、その後手術をすすめられたそうです。私のところで歯を起こして治療したら、抜いた歯の部分に隙間が空きました。しかしこれが、この患者さんにとって健康な歯の形です。この後、空いた部分に歯を入れれば、治療は完成します。

歯が倒れたままで歯を抜いてしまうと、顎の骨が萎縮してよくかめなくなり、さらに体調を崩してしまいます。

また下顎のアーチを比べると、矯正後、明らかに広がっているのが分かると思います。これが正常で、歯列を元に戻すと、こういう形になります。

Before

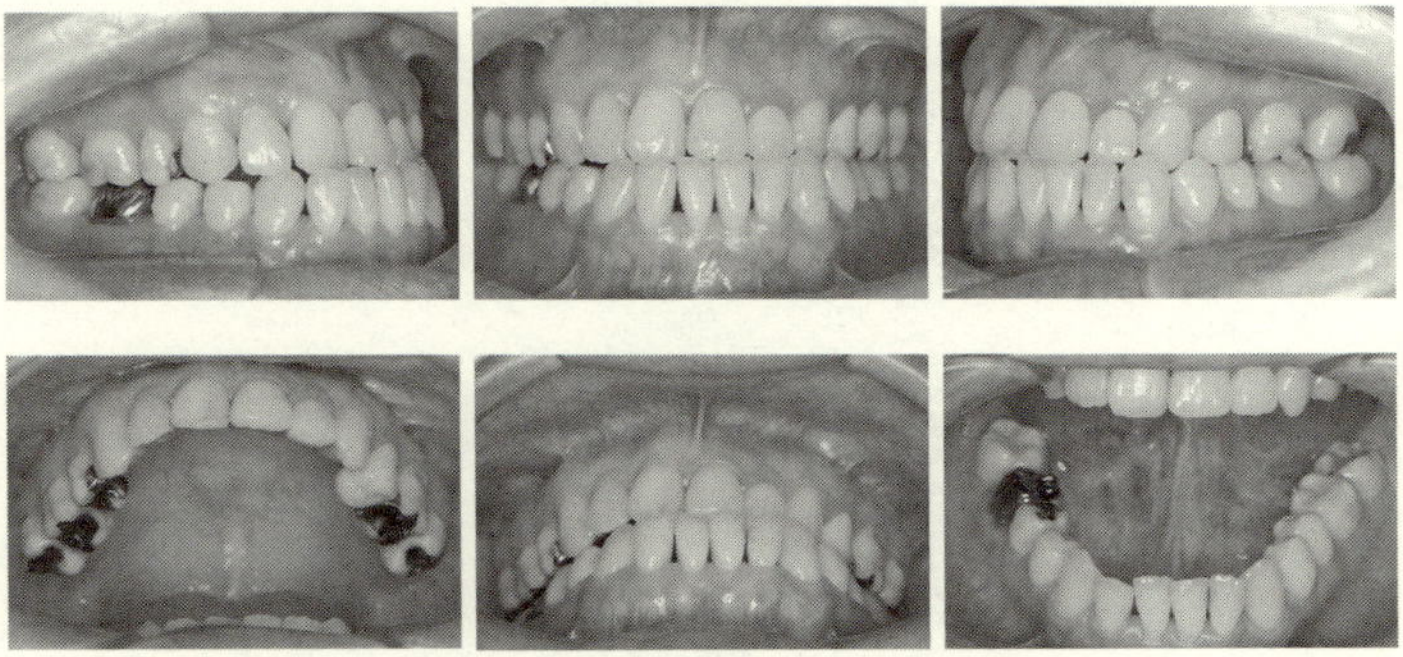

After

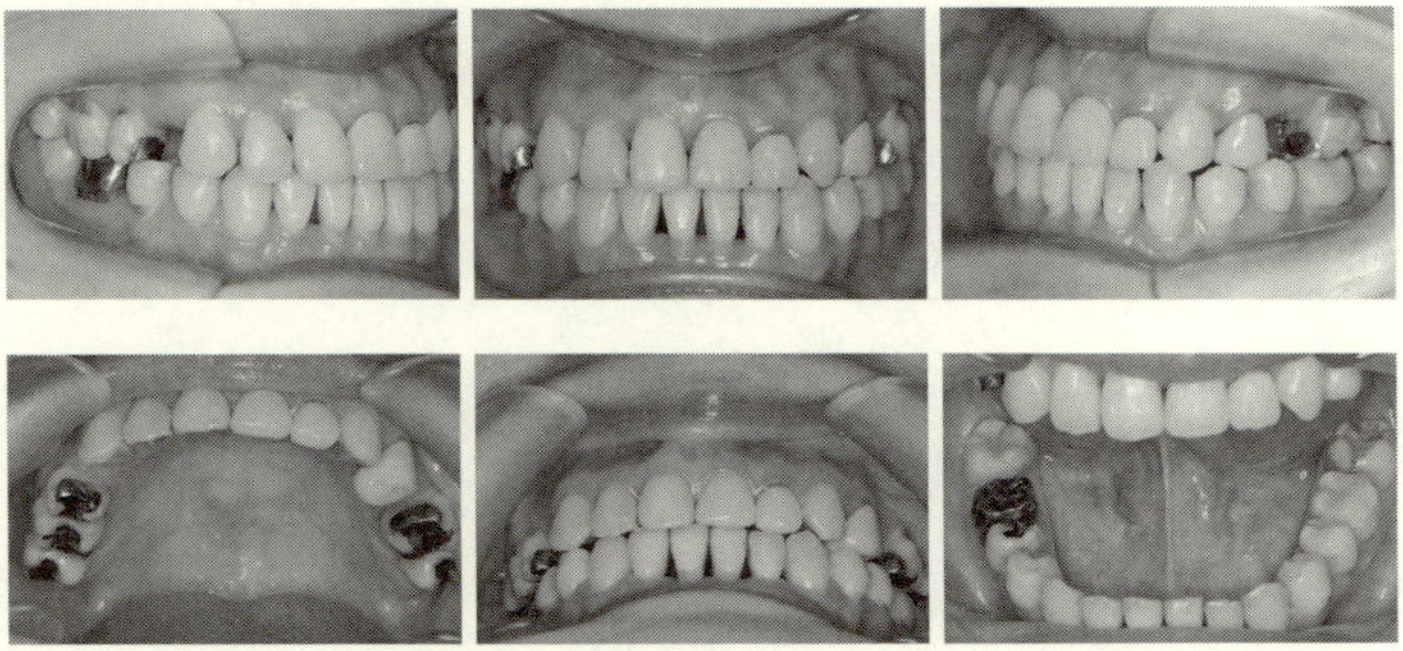

おわりに

当院の矯正治療には、ドラマがあります。つまり、矯正治療後、輝く人生を送っている人がたくさんいらっしゃるのです。

歯並びを治した後、ステキな笑顔になって素晴らしい人と出会い、2人のお子さんに恵まれて幸せに暮らしている女性。久々の同窓会で、みんなから整った歯並びと笑顔が若々しいと絶賛され、同窓会の役員に抜擢された人。「おばあちゃん、歯がきれい」と孫がすっかりなつくようになったというおばさま、ゴルフの飛距離が伸びて、何回も優勝するようになったという男性……。

矯正治療は、外見が若返るだけでなく、気持ちも若返る効果があります。口もとが整うことで、自分自身に自信が持てるようになるのです。

若々しくなり、自信が持てるようになると、まわりの人からも一目置かれるようになり、出世のチャンスも増えます。矯正をしただけで、どれだけ人生が変わったか。最近は子どもさんはもちろんですが、中高年の方々の矯正治療が増えてきました。その人達の運気が上昇した姿を私は、たくさんの患者さんに教えていただきました。

このように矯正治療を受けた皆さまが、それぞれ、自己実現を果たせるようにお手伝いすることが私の喜びであり、そういう形で社会貢献できることをうれしく思っています。また、そのように、皆さまには輝いた人生を送っていただきたいと思っています。

反対に、かみ合わせを治したいけれど、費用の面で家族に迷惑をかけてしまうからと、断念する方もいらっしゃいます。ある女性は、治療をあきらめて数年後に認知症になり、入退院をくり返して、結局は矯正費用の10倍以上の経済的な負担をご家族にかけることになってしまいました。

かみ合わせが悪いと、かめないために、柔らかい糖質の多い食事に偏って、糖尿病になってしまうこともあります。糖尿病が進行して人工透析を受けるようになったら、つらい人生になってしまいます。

矯正治療を受ける時期は、気がついたいまなのです。それが結果として、健康を取り戻すことになり、家族に経済的負担や肉体的負担をかけずにすむことになるのです。それどころか、きれいな歯で最後までおいしいものを食べ、孫や家族に囲まれるおじいちゃん、おばあちゃんになれるのです。私は、本書を手に取ったすべての人に、そうなってほしいと願っています。

しっかりかめれば、いつまでも若々しい笑顔で、まわりの人たちとコミュニケーションできるのです。歯は、人生の素晴らしい輝く宝石なのです。

【著者紹介】岸本雅吉（きしもと・まさよし）
歯学博士・歯科医師・鍼灸師
医療法人メディア理事長

愛知学院大学歯学部大学院終了。1990 年～ 99 年、松本歯科大学非常勤講師（歯科矯正学）。

現在、愛知学院大学歯学部非常勤助教（口腔病理学）として後輩に教育指導を続けながら、東京都中央区で「銀座コア歯科・矯正クリニック」「銀座コア鍼灸治療室」、愛知県刈谷市で「きしもと刈谷矯正歯科」「刈谷鍼灸院」を開院し、臨床に従事。これまでに約 1 万人に歯を抜かない矯正治療を行ってきている。2016 年、健康都市「東京」を掲げて東京都知事選に立候補。

著書に『抜かずに治す「歯並び」』（現代書林）をはじめ、翻訳書に『機能咬合のリコンストラクション』（クインテッセンス出版）など多数。

日本矯正歯科学会会員（認定医）、日本口蓋裂学会会員、日本歯科医師会会員、東京都歯科医師会会員、愛知県歯科医師会会員、日本鍼灸師会会員。

各種学会等で学術発表を精力的に行い、論文に「発育中のラット下顎頭におよぼすシクロホスファミッドの影響」「対症療法の矯正治療から原因除去の矯正治療へ」ほか。

頭痛《ずつう》・肩《かた》こり・不眠《ふみん》が消《き》える！抜《ぬ》かずに治《なお》す「歯並《はなら》び」

2018年4月30日　初版第1刷

著　者 ―――― 岸本雅吉《きしもとまさよし》
発行者 ―――― 坂本桂一
発行所 ―――― 現代書林
〒162-0053　東京都新宿区原町3-61　桂ビル
TEL／代表　03(3205)8384
振替00140-7-42905
http://www.gendaishorin.co.jp/
カバー・本文デザイン ―― 矢野徳子＋島津デザイン事務所

印刷・製本：広研印刷(株)
乱丁・落丁本はお取り替えいたします。

定価はカバーに
表示してあります。

ISBN978-4-7745-1645-5　C0047

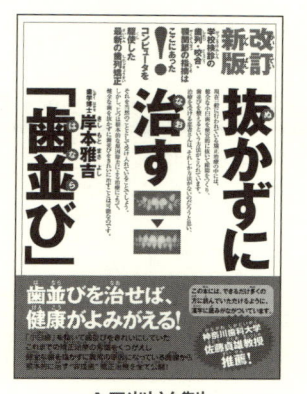